DE

L'HOMOEOPATHIE

SIMPLES RÉFLEXIONS

PROPRES A SERVIR DE RÉPONSE AUX OBJECTIONS QUE LES MÉDECINS
ET LES GENS DU MONDE ÉLÈVENT
CONTRE CETTE MÉTHODE DE GUÉRISON DES MALADIES.

PAR

G. F. Ch. ARRÉAT, D. M. P.

In propria venit, et sui eum non receperunt.
S. JEAN, ch. Ier. v. 11.

PARIS

CHEZ GERMER BAILLIÈRE, RUE DE L'ÉCOLE DE MÉDECINE, Nº 17.
CHEZ J. B. BAILLIÈRE ET FILS, RUE HAUTEFEUILLE, Nº 19.

LONDRES
H. BAILLIÈRE, 219, REGENT STREET. | H. BAILLIÈRE, 290, BROADWAY.

MADRID
Ch. BAILLY BAILLIÈRE, calle del Principe, 11.

1859

DE

L'HOMOEOPATHIE.

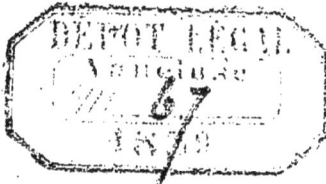

DE

L'HOMOEOPATHIE

SIMPLES RÉFLEXIONS

PROPRES A SERVIR DE RÉPONSE AUX OBJECTIONS QUE LES MÉDECINS
ET LES GENS DU MONDE ÉLÈVENT
CONTRE CETTE MÉTHODE DE GUÉRISON DES MALADIES.

PAR

G. F. Ch. ARRÉAT, D. M. P.

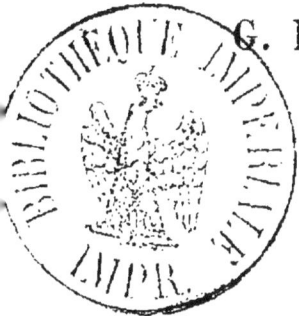

In propria venit, et sui eum non receperunt.
S. JEAN, ch. Ier, v. 11.

———◦◦◦———

PARIS

CHEZ GERMER BAILLIÈRE, RUE DE L'ÉCOLE DE MÉDECINE, N° 17.
CHEZ J. B. BAILLIÈRE ET FILS, RUE HAUTEFEUILLE, N° 19.

LONDRES

H. BAILLIÈRE, 219, REGENT STREET. | H. BAILLIÈRE, 290, BROADWAY.

MADRID

Ch. BAILLY BAILLIÈRE, calle del Principe, 11.

1859

AU PUBLIC.

Après la décision du tribunal de première instance de la Seine, intervenue à la suite du procès en diffamation, que quelques médecins homœopathistes de Paris ont intenté aux rédacteurs du journal l'*Union médicale*, il y a des gens qui pensent et il y a des médecins qui disent dans les cercles, dans les cafés et dans les salons que les disciples de Hahnemann, déboutés de leur demande, n'ont plus qu'à se voiler le visage et à abjurer leur erreur.

Nous nous contentons de leur répondre aujourd'hui que la question qui divise les homœopathistes et les allopathes étant une question de faits, de principes et de doctrines scientifiques, n'a pu être résolue par une décision intervenue à la suite d'un débat judiciaire.

La plupart des homœopathistes ont publié des écrits sérieux, où leurs adversaires ont pu recueillir d'utiles enseignements sur la valeur scientifique de la doctrine hahnemanienne.

Ils ont établi dans ces écrits les droits qu'a cette doctrine de présider au traitement des maladies ;

Ils y ont énuméré les avantages que les médecins et les malades doivent retirer de son adoption ;

Ils ont montré le côté faible de toutes les doctrines dont leurs adversaires sont les propagateurs et les défenseurs.

Ce qui prouve que l'homœopathie est fondée sur des vérités qui sont à l'abri de toute objection sérieuse, c'est que ses adversaires, qui n'ont jamais cessé de se montrer hostiles ou dédaigneux à son égard, ne l'ont combattue que par des négations ou des injures.

Nous voulons bien croire qu'ils sont passionnés autant que nous le sommes pour la vérité médicale, mais nous persistons à leur dire que leur passion, à ce point de vue, est encore aujourd'hui ce qu'elle a été jadis, de leur aveu, une passion malheureuse.

Peut-être sommes-nous dans l'erreur. Mais si notre logique est en défaut, c'est à eux de nous en convaincre par l'expérimentation comparative d'abord, et par la discussion scientifique ensuite.

Les homœopathistes se sont attachés, depuis trente

ans (1), au pan de leurs habits pour les entraîner sur le terrain des faits et des discussions académiques.

Ils les ont estimés assez pour espérer qu'ils n'hésite-raient pas à y descendre.... et cependant ils attendent encore de leur part cet acte de courage avec une con-fiance qui les honore.

Nous leur adressons un nouvel opuscule destiné à répondre, d'une manière générale, avec les accents de la raison, aux objections qu'ils ne cessent de reproduire à satiété dans le public.

Nous ne faisons que répéter dans cet écrit les réponses qui leur ont été faites dans d'autres écrits qu'ils ne connaissent pas ou desquels ils feignent d'ignorer l'exis-tence.

Nous répétons ces réponses et nous les groupons dans un même écrit, afin de les faire connaître aux gens du monde, et de mettre ceux-ci dans le cas de juger notre bonne foi et celle de nos adversaires, notre amour pour la vérité et les négations qu'on nous oppose.

Les homœopathistes consentiront à se présenter au seuil des académies, la tête couverte de cendre, les

---

(1) Ceux qui voudront s'assurer de l'exactitude de cette assertion, n'ont qu'à lire la *Lettre* du docteur comte Desguidi *aux médecins français*, publiée en 1835; — la *Lettre* du même auteur *à l'Académie impériale de médecine*; — La *Lettre* du docteur Léon Simon *à la Faculté de médecine de Paris*, — et les nombreuses et longues lettres de M. le docteur Peschier à MM. Forget, Louis, Gerdy et Andral, professeurs de Facultés de médecine.

pieds nus et la corde au cou, comme des ignorants abjects, comme de pauvres illuminés, ou comme de misérables charlatans, quand leurs adversaires seront sortis victo-rieux de toutes les discussions de faits et de principes auxquelles les convie le cartel scientifique que, dans quarante mille pages imprimées, l'homœopathie leur porte depuis soixante ans.

§ I.

Ce qu'est l'homœopathie dont les adversaires parlent sans la connaître.
— Comment elle a fait sa place dans la science et dans le monde. —
Elle ne demande aux savants qu'une chose, d'être discutée.

L'homœopathie est une doctrine médicale qui enseigne à guérir les maladies par une méthode plus simple, plus sûre, plus prompte et plus douce que celle qui est enseignée dans les écoles.

Cette méthode consiste à activer et à seconder la résistance du principe de vie contre les causes mystérieuses des maladies avec des agents qui le sollicitent à manifester des symptômes analogues à ceux par lesquels il est en train de manifester sa résistance.

L'expérience a appris à l'inventeur et aux partisans de cette méthode que, pour arriver au but de la guérison des maladies à l'aide de ces agents, il était nécessaire de ne les administrer qu'à des doses infinitésimales, qui échappent non-seulement à l'action des sens, mais aussi à tous les moyens d'investigation connus des chimistes et des physiciens.

1

L'action curative de ces doses est un *fait* — un *fait* sur lequel on ne peut être renseigné que par l'expérience faite dans les conditions voulues par la doctrine qui l'explique.

Ce fait existe !... Il existe brutalement comme *fait*. Il a été et il est encore tous les jours constaté, vérifié et répété mille et mille fois par des hommes compétents. Il est utilisé journellement par des médecins dignes de ce nom, et par conséquent il est à vérifier par les incrédules, mais il n'est nullement à discuter avec ceux qui en doutent ou qui feignent d'en douter.

De nombreuses préventions s'attachent encore dans le monde à la pratique de cette méthode, et l'on peut dire que jamais doctrine médicale ne fut en butte à plus de préjugés et à plus d'accusations absurdes.

Niée et repoussée par les académiciens et par les professeurs des facultés de médecine, elle subit depuis soixante ans le sort que les savants ont fait subir à toutes les grandes vérités qui ont éclairé le monde.

Les gens du monde, les hommes les plus sérieux, les plus instruits même, ne la connaissent et ne la jugent que par les choses plus ou moins ridicules, ou plus ou moins absurdes qu'ils en ont entendu dire par des gens qui ne la connaissent pas.

Les médecins, qui en ignorent le premier mot et qui croient être plus intéressés à la dénigrer qu'à l'étudier, s'évertuent à la leur présenter comme une médecine mystérieuse, exercée par des hommes qui exploitent le penchant du vulgaire pour le merveilleux.

Les pharmaciens, qui s'imaginent qu'elle menace leur profession, leur disent que c'est une médecine expectante, dont les remèdes sont nuls et de nul effet, et qui attend ses succès du temps, de la nature, des prières des saints ou de la protection des dieux de l'Olympe.

Ces médecins et ces pharmaciens sont peut-être des hommes recommandables par leur position sociale et par leurs talents, mais très-certainement ils n'ont pas étudié l'homœopathie : ils en parlent sans la connaître, ne se donnent pas la peine de réfléchir à ce qu'ils disent, et traitent en ignorants ceux qui les écoutent.

Ces médecins et ces pharmaciens s'inspirent de la peur qu'ils éprouvent en entendant prôner les bienfaits que cette méthode de guérison répand déjà sur tous les points du globe, bien plus que des connaissances qu'ils peuvent puiser dans les sciences qui leur sont familières.

Malgré eux, cependant, l'homœopathie n'a pas cessé de vivre et de se propager,

Elle n'a pas cessé de vivre malgré le chant de mort qu'ont répété sur son berceau ses plus fougueux antagonistes. Elle a vécu malgré le nombre, malgré l'acharnement, malgré la puissance de ses adversaires !...

Elle n'a pas cessé de se propager, en obligeant partout sa rivale à serrer ses rangs pour lui faire place, et en les lui éclaircissant de jour en jour par ses conquêtes.

Et elle n'a pas cessé de vivre et de se propager, parce qu'elle a démontré dans tous les pays son incontestable supériorité par des guérisons inattendues.

Non-seulement l'homœopathie a fait sa place dans la confiance du public intelligent, mais elle a été accueillie et traitée avec déférence par les notabilités les plus élevées du corps social et par plusieurs souverains entre autres. (1)

Elle est enseignée dans les universités médicales de Vienne, de Berlin, de Madrid, du duché de Baden, de Munich, de Nice, de Philadelphie, de Rio-Janeiro, et de la capitale de la Hongrie.

(1) Hahnemann était conseiller privé du duc d'Anhalk-Cœthen. Ægidi est le médecin ordinaire de S. A. R. le prince de Prusse. — Schwartze, médecin ordinaire du prince royal Henri de Saxe. — Stapt, médecin ordinaire de S. A. R. le duc de Saxe Meiningen. — Nunez, médecin ordinaire de la reine d'Espagne. — Quin, médecin ordinaire de S. A. R. la duchesse de Cambridge à Londres. — Marenzeller, médecin en chef de l'armée autrichienne. — Muhlenbein, conseiller privé de S. M. le duc de Brunswick.

Elle a plusieurs hôpitaux civils et militaires en Russie ; elle en a deux à Londres, deux à Vienne, un dans les états de Lucques, un en Bavière, et elle est pratiquée dans tous ceux du royaume de Wurtemberg.

Elle est aujourd'hui connue, comprise, acceptée dans toutes les contrées de le terre.

Des sociétés savantes se livrent à sa propagation, par des écrits périodiques à Paris, à Londres, à Vienne, à Leipzig, à Berlin, à Naples, à Saint-Pétersbourg, à Florence, à Madrid, à Rio-Janeiro, à la Nouvelle-Orléans, etc., — et dans tous les pays du monde elle compte des partisans toujours disposés à la défendre contre ses agresseurs.

Elle s'est posée sans timidité en face des savants, avec la conviction de sa force et de la supériorité de ses moyens de guérison.

Dans le court espace d'un demi-siècle, elle a élevé avec majesté son édifice scientifique par une masse de travaux qui ont absorbé les veilles d'un grand nombre d'hommes studieux, et la plupart de ces travaux ne sont pas indignes de fixer l'attention des savants.

Enfin, elle a accompli la première phase de son existence, en recueillant des faits qui démontrent son utilité pratique, en généralisant ces faits, en les liant et en les rattachant à des principes.

Et quoi que puissent en dire ses détracteurs passionnés ou intéressés, elle a accompli cette première phase de son existence avec dignité, résignation et sans bruit, par une continuité d'efforts persévérants, qui n'ont pu être inspirés à ses adhérents que par une foi vive et raisonnée dans la vérité de son principe et dans son avenir.

En France, la plupart des villes importantes sont pourvues de médecins qui en font la règle de leur pratique médicale, et ces médecins se font un devoir d'en exposer les principes et d'en faire connaître les procédés à ceux d'entre leurs confrères qui manifestent le désir d'en devenir les adeptes.

Privée, dans ce pays, de tous les avantages de l'enseignement officiel, elle y a conservé, il est vrai, un caractère d'individualité qui l'empêche d'étendre rapidement la sphère de
son influence sur tous les esprits, et de remplir ses destinées,
en réalisant, au profit de l'humanité, tout le bien qu'elle pro-
met ; mais elle n'en est pas plus affaiblie, pour cela, dans ses
rapports avec ses adversaires et avec la science, puisqu'elle
réussit partout à élever une concurrence redoutable pour sa
rivale.

Elle ne demande aujourd'hui qu'à se dépouiller de cette
individualité, pour conquérir dans la science l'influence et
l'autorité que doivent lui donner des principes incontestables,
et pour atteindre et justifier ses hautes destinées, en opérant
une révolution radicale et salutaire dans toutes les branches
dont la médecine se compose, et dans la thérapeutique en
particulier.

Pour y parvenir, elle sollicite incessamment ses adversaires
et les corps savants à une lutte sérieuse.

Si elle était évidemment fondée sur l'erreur, ses partisans
chercheraient-ils à se livrer avec ceux-ci à une discussion
approfondie de ses principes et de ses procédés ?

Mais ceux-ci se contentent de déclarer qu'*il serait oiseux de
lui consacrer le temps nécessaire pour la soumettre aux conditions rigoureuses d'un examen réfléchi !*..... (1)

Que faut-il penser de leur silence ?

_____

(1) Paroles empruntées à la lettre que MM. les académiciens de Paris ont
écrite, en corps, en 1835, à M. le Ministre de l'Intérieur, au sujet de l'homœopathie.

§ II.

Les médecins qui ont embrassé l'homœopathie ne l'ont pas fait sans motifs.
Ils ne l'auraient pas embrassée,
si elle ne leur avait pas offert les moyens de guérir plus, mieux et plus vite.
Les médecins qui la repoussent
ne sont pas dans les conditions requises pour la juger.

Tous les médecins qui pratiquent exclusivement l'homœopathie ont exercé plus ou moins longtemps la médecine, en suivant les principes de la thérapeutique enseignée dans les écoles. — Il faut bien admettre qu'ils n'ont pu être entraînés à ce changement de méthode que par des raisons puissantes et décisives ! — Leur but étant de guérir les malades qui se confient à leurs lumières, — leur intérêt, à moins qu'on ne les juge tous frappés de démence, est de les guérir mieux et plus vite qu'ils ne le feraient en suivant la méthode qu'ils ont abandonnée, afin d'engager avantageusement la concurrence avec les nombreux confrères qui jouissent déjà de la confiance du public, et qui n'abandonnent pas, comme eux, leurs anciennes pratiques de guérison.

Ne sont-ils pas docteurs de la science médicale au même titre que ceux-ci ? Ne sont-ils pas façonnés aux mêmes pratiques de guérisons ?

Pourquoi renonceraient-ils aux méthodes curatives anciennes, pourquoi se soumettraient-ils à de nouvelles études, si le raisonnement d'abord, et le fait expérimental ensuite, ne les avaient convaincus que la doctrine des semblables les place dans de meilleures conditions pour atteindre leur but et servir leurs intérêts en guérissant plus, mieux, plus vite, par une voie plus sûre et plus douce pour leurs malades, qu'ils ne le faisaient jadis et qu'ils ne le feraient encore à l'aide des moyens qu'ils ont abandonnés ?

Nest-il pas à supposer que ces médecins, en se livrant à l'é-
tude et à la pratique de l'homœopathie, ont trouvé que cette
doctrine leur apportait des lumières nouvelles dans l'art de
traiter les maladies ; qu'elle leur livrait de nouveaux trésors
au profit de l'homme souffrant ; qu'en leur découvrant des
régions inconnues dans la science médicale, elle leur donnait
des moyens précieux pour réussir à faire naître, au profit de
leurs intérêts, la confiance des gens du monde ? Nous ne
disons rien, en cela, qui ne soit avoué par la logique du sens
commun.

Les médecins qui jugent que les méthodes de Broussais, de
Rasori, de Raspail, etc., qui se donnent les plus formels dé-
mentis, sont des méthodes curatives nouvelles à ajouter aux
anciennes, traitent leurs malades tantôt par celle-ci, tantôt par
les autres, selon leur fantaisie, et chacun trouve cette façon
d'agir naturelle et raisonnable !.........

Quel tort peut-on imputer aux homœopathistes qui démontrent que la méthode curative de Hahnemann n'est pas, comme
l'a dit d'Amador, professeur de l'école de Montpellier, *une méthode à ajouter aux anciennes, mais une méthode qui les
surpasse toutes et qui les supplée avec avantage*, et qui ne
traitent leurs malades que par cette méthode ? Cependant on
ne prend pas la peine de contrôler leur démonstration !....
on les blâme !.... on tourne en ridicule leur doctrine et leurs
procédés, non pas à cause du dommage qui en résulte pour
le public, mais à cause des succès qu'ils obtiennent dans le
monde !....

Si l'on admet que les médecins qui traitent leurs malades
par les méthodes curatives les plus opposées, ce qui est contraire à tous les procédés scientifiques avoués par la raison, se
trouvent, à cause des études auxquelles ils se sont livrés, dans
les conditions requises pour juger de l'opportunité des unes
et des autres dans un cas donné, n'est-il pas à supposer que
ceux qui se sont façonnés, d'une part, à l'étude et à la pratique de ces différentes méthodes, et, d'autre part, à l'étude et

à la pratique de l'homœopathie, se trouvent également dans les conditions requises pour fixer, avec connaissance de cause, la préférence qu'ils doivent accorder à celle-ci plutôt qu'aux autres, d'après leur valeur respective ?

Les médecins qui condamnent l'homœopathie n'ont jamais étudié cette doctrine, et n'en ont jamais utilisé les procédés. Les médecins homœopathistes, au contraire, ont éclairé leur entendement au double point de vue de leur doctrine et de ses rivales. Les plus simples lumières du sens commun suffisent pour convaincre tout homme raisonnable qu'il est imposible d'affirmer la valeur et la supériorité d'une doctrine médicale quelconque, sans l'avoir étudiée à fond et sans l'avoir soumise ensuite, dans les rigoureuses conditions de la science, à l'épreuve des faits !

Par conséquent,

Si des académiciens, si des professeurs des écoles, si des médecins praticiens, des pharmaciens même, dont les lumières sont d'ailleurs connues, repoussent l'homœopathie sans l'avoir suffisamment étudiée et surtout sans l'avoir expérimentée convenablement, n'est-il pas certain que leur esprit ne se trouve pas dans les conditions requises pour fixer avec connaissance de cause la préférence qu'ils doivent accorder à la thérapeutique des écoles ?

Voilà, certes, un raisonnement qui est à l'abri de toute contradiction sérieuse de la part de nos adversaires.

Quelle est la conclusion qu'il faut en tirer ?

Les académiciens, les professeurs des écoles, les praticiens les plus distingués et les pharmaciens surtout, ne connaissant pas la valeur respective des deux thérapeutiques qu'ils se permettent de juger, leur décision, en ce qui concerne la méthode curative homœopathique, peut-elle avoir, pour des hommes sensés, une importance quelconque ?

N'est-il pas probable, sinon certain, qu'en fondant leur jugement sur des idées préconçues, ils induisent en erreur les personnes qui accordent à leur dire une confiance aveugle ?

§ III.

Les gens du monde qui accordent leur préférence à l'homœopathie sont ceux auxquels cette doctrine a manifesté sa puissance par des guérisons inattendues.

Les médecins qui la repoussent la repoussent sans motifs avoués par la science et par la raison.

Si déjà beaucoup de gens instruits et sensés accordent à l'homœopathie une préférence exclusive sur la médecine enseignée dans les écoles, il faut bien admettre, à moins qu'on ne suppose que tous ont perdu la faculté de raisonner, que cette nouvelle méthode de traitement leur a manifesté sa puissance par des guérisons qui n'ont laissé dans leur esprit aucun doute sur sa supériorité et ses avantages ;

Qu'elle l'a manifestée aux uns en les guérissant des maladies contre lesquelles la thérapeutique ancienne avait inutilement épuisé ses ressources ;

Qu'elle l'a manifestée à d'autres en les guérissant de leurs maladies d'une manière tellement directe, tellement simple et tellement courte, qu'elle leur a paru vraiment merveilleuse ;

Qu'elle l'a manifestée à ceux-ci en relevant avec bonheur les forces de certains malades à eux connus, qui paraissaient être condamnés à traîner une existence débile ;

Qu'elle l'a manifestée à ceux-là en calmant avec promptitude des douleurs que la médecine ancienne n'avait pu soulager avec le même succès.

Il faut admettre également que cette méthode de guérison, qui permet de guérir et de soulager sans le secours des saignées, des sangsues, des vésicatoires, des cautères, du séton, du moxa, des ventouses et de toutes ces compositions phar-

maceutiques d'une application rarement utile, toujours in-
certaine et quelquefois dangereuse à l'homme souffrant, a
dû se présenter à l'esprit des hommes instruits et des gens
sensés comme une innovation précieuse et digne d'exciter au
plus haut degré leur enthousiasme et leur dévouement, dès
le moment où ils en ont compris la puissance et éprouvé les
bienfaits.

Qu'on ne vienne donc plus nous dire que c'est à tort que
nous accusons les académiciens, les professeurs des écoles et
les praticiens distingués de nos villes, d'être restés étrangers à
la connaissance de la doctrine homœopathique et de ses procédés, parce que quelques-uns se sont vantés de l'avoir étudiée
et expérimentée avant de la condamner, et que les autres sont
en droit de la juger d'après ceux-ci ! S'il était vrai qu'ils l'eussent expérimentée et qu'ils eussent fait leurs expériences dans
les conditions requises, ils se seraient assurés de la réalité des
faits qui ont entraîné la conviction des gens du monde. S'il
était vrai qu'ils l'eussent étudiée et expérimentée, comme des
hommes sérieux doivent le faire, et qu'ils fussent en droit de
la condamner, quand les médecins homœopathistes en affirment *scientifiquement* la valeur et la supériorité, pourquoi se
dispenseraient-ils de contrôler *scientifiquement* leur affirmation ? — Nous engageons les hommes de sens droit, qui n'ont
pas adopté le parti de suivre, vaille que vaille, les conseils d'un
intérêt particulier ou les inspirations d'une prévention injuste,
à réfléchir sur cette question.

Quand des médecins, qui ont exercé la médecine pendant
dix, quinze et vingt ans, d'après les principes qui leur ont été
enseignés dans les écoles, se décident à suivre les errements
de la thérapeutique homœopathique, quel motif, autre que le
désir de guérir plus, mieux et plus vite, peut-il avoir entraîné
leur détermination ? Ils ne pouvaient se dissimuler les difficultés qu'ils auraient à vaincre pour surmonter les répugnances que fait naître dans le monde une méthode de guérison
qui blesse toutes les notions de thérapeutique accréditées par

les erreurs populaires et par les habitudes de plus de vingt siècles. Ils ne pouvaient ignorer qu'ils seraient inévitablement en butte à tous les sarcasmes des mauvais plaisants, aux inventions absurdes des hommes de mauvaise foi, et aux insinuations malveillantes des hommes pervers ; et que, pour vaincre ces répugnances et se soustraire à la pernicieuse influence de ces sarcasmes, de ces inventions et de ses insinuations, ils n'auraient d'autre ressource que les succès qu'ils seraient assurés d'obtenir dans la guérison de leurs malades. Il faut convenir que leur esprit serait bien étroit, si, pour servir leurs intérêts, atteindre leur but et justifier leurs prétentions, ils s'étaient réduits volontairement, par calcul, à ne donner pour tous remèdes, à leurs malades, que de l'eau pure et du sucre, en attendant patiemment les secours que doivent leur apporter l'âge, la saison, le climat, le régime, la température de l'atmosphère, le temps, les prières des saints et la protection des dieux de l'Olympe !..... C'est pourtant là ce dont les académiciens de Paris, eux-mêmes, ont cherché à convaincre le public médical et M. le Ministre, quand ils ont affirmé que *les forces médicatrices de l'organisme revendiquent à juste titre la plupart des succès qu'obtiennent les médecins homœopathistes.*

§ IV.

Si l'homœopathie n'attirait pas la confiance du public intelligent, elle n'exciterait pas la colère des médecins.
Si elle n'était qu'un méprisable charlatanisme,
— les corps savants et les magistrats en auraient arrêté les progrès.

N'est-il pas évident que si l'homœopathie n'effectuait pas, sous les yeux de ses adversaires les plus encroûtés, tant de guérisons inattendues, parce qu'elles sont rigoureusement impossibles par les procédés de la médecine ordinaire ;

Que si elle n'excitait pas par ces guérisons l'enthousiasme des populations qui en reçoivent les bienfaits ;

Que si, en éveillant l'attention des hommes sérieux, elle n'amoindrissait pas la position de clientèle des médecins qui la repoussent,

Elle ne serait pas exposée à se défendre sans cesse sur le terrain de l'injure contre des adversaires qui refusent de descendre avec elle sur le terrain de la science? D'une part, on la laisserait dans l'oubli, d'autre part, on en démontrerait bientôt l'inutilité ou le danger par le raisonnement et par l'expérience. La vérité seule jouit du privilége d'exciter l'envie et la colère de ceux dont elle ne blesse que les intérêts.

Si, comme des médecins affectent de le dire et de le propager, le principe sur lequel repose la doctrine de Hahnemann, n'était qu'une erreur ;

Si les médicaments, dont elle conseille l'usage, n'étaient qu'une fiction, de l'eau pure au moyen de laquelle elle agit sur l'imagination des malades ;

Si les faits dont elle s'enorgueillit et dont elle a déjà rempli plusieurs centaines de volumes étaient fabuleux ;

Si tous les écrits que Hahnemann et les médecins homœopathistes ont publiés n'étaient que des monuments de folie ;

Et si, surtout, la pratique médicale que cette doctrine gouverne n'était qu'une honteuse ressource pour des médecins ignorants, désireux de sortir des rangs et de conquérir une position lucrative, en se distinguant de leurs confrères par une pratique excentrique et singulière,

Comment expliquerait-on que, depuis soixante ans en Europe, et depuis trente ans en France, parmi les adversaires acharnés que cette doctrine rencontre dans tous les pays, il ne se fût pas trouvé un seul homme sérieux pour la combattre, et que tous se fussent bornés, les plus sages, à garder le silence sur sa valeur, les plus irrités, à l'insulter par de stériles dénégations et quelques injures ?

Vraiment, l'homœopathie ne serait, comme ceux-ci le

disent, qu'*un méprisable charlatanisme, un mensonge, un piége tendu à la santé publique, à la bourse des honnêtes gens, à la crédulité des ignorants*......... et après trente ans, le corps médical n'aurait pas fait une seule tentative sérieuse pour en arrêter les progrès ! la police* aurait oublié que son devoir est de faire ouvrir les yeux aux magistrats sur cette jonglerie ! ou bien, les magistrats n'auraient pas osé réclamer contre elle la sévérité des tribunaux ! le diplôme de docteur serait devenu, en France, un sauf-conduit au profit de ceux qui se livrent à l'escroquerie en déshonorant la profession médicale !.......

§ V.

Ridicule forfanterie de certains médecins, qui prouve que l'homœopathie pousse ses adversaires jusques dans leurs derniers retranchements, en les appelant sur le terrain de la science et de l'observation.

En général, avec les gens du monde, avec ceux surtout auxquels ils sont certains d'en imposer par l'autorité de leur position. sociale, les médecins attachés à la médecine des écoles feignent d'éprouver pour l'homœopathie, qu'ils ne connaissent pas, une répulsion profonde, soit à raison de son principe, soit à cause de l'apparente excentricité de ses moyens. Quelques-uns même ne se contentent pas d'en propager les notions les plus ridicules, et de dire que les médicaments que les homœopathistes mettent en usage ne sont que de l'eau, — surtout quand ils sont demeurés insuffisants pour effectuer la guérison ; — mais ils se vantent avec fatuité de pouvoir en avaler sans danger telle quantité qu'on exigera d'eux. Cependant, quand il arrive que l'action de ces médicaments a été vivement sentie par le malade qui leur adresse ses plaintes, — et plus particulièrement quand ils n'ont pas empêché la mort, — ils

changent de thème et s'appliquent à persuader le plaignant,
que ces remèdes sont des poisons violents ! Il y en a qui se
sont oubliés même au point d'exprimer alternativement au
même malade ces deux opinions contraires. Bien certainement
l'amour de la science et de l'humanité ne dicte à des hommes
instruits et sérieux, qui ne sont animés d'aucune passion
mauvaise, ni ces absurdes accusations, ni ces indécentes for-
fanteries.

Le fait de pouvoir avaler sans danger une certaine quantité
de médicaments homœopathiques prouve-t-il autre chose que
l'innocuité de ces médicaments pour l'homme sain, si tant est
qu'il la prouve ? On chercherait en vain dans ce fait la preuve
que ces médicaments ne peuvent être utiles à l'homme souffrant auquel ils sont administrés d'après les indications et les
exigences de la loi des semblables ; et c'est précisément en
cela que consiste le fait expérimental que les médecins refusent de vérifier.

D'autre part, si les remèdes homœopathiques sont pris dans
la classe des poisons, y a-t-il dans ce fait quelque chose qui
puisse surprendre et surtout exciter la colère des médecins ?

Il n'y a et il ne peut y avoir dans la nature, pour être in-
troduites dans l'organisme humain, que trois espèces de substances : 1° des substances incapables de provoquer des symptômes de maladie, et propres à entretenir le bon état des
fonctions organiques : ces substances sont celles que l'on désigne sous le nom de *substances alimentaires* ; 2° des substances
également incapables de rompre et d'entretenir l'harmonie qui
constitue l'état de santé et que l'on désigne sous le nom de
substances inertes ; 3° enfin, des subtances impropres à entretenir l'harmonie et le bon état des actions vitales et des
fonctions organiques, mais susceptibles d'y apporter un trouble quelconque, et que l'on désigne sous le nom de *substances
toxiques* ou *poisons*.

L'état de maladie étant celui dans lequel les actions vitales
et les fonctions organiques sont troublées, comment compren-

dre que cet état puisse être modifié par des *substances ali-mentaires* ou par des *substances inertes*, également incapables d'y produire un trouble quelconque ? Donc, il n'y a que les *poisons* qui peuvent provoquer dans l'organisme malade les changements nécessaires au rétablissement de son état normal, et tout médecin qui ne connaît pas ce principe est un IGNORANT.

Bien loin d'être des *poisons* dans le sens que l'entendent les gens du monde et ces médecins ignorants, les médicaments homœopathiques offrent le précieux avantage d'être préparés de manière à conserver les propriétés curatives du poison, et de ne pouvoir produire des phénomènes d'intoxication sérieuse, ni sur l'homme sain, ni sur l'homme malade, si ce n'est en obéissant à certaines conditions que nul ne s'avise de remplir, à moins qu'il ne se propose de se livrer à des expériences pathogénétiques. Que les médecins qui prétendent que les médicaments homœopathiques sont des poisons violents, et que ceux qui voudraient faire croire aux gens du monde que ces médicaments ne sont que de l'eau, consentent à répéter leur dire dans un écrit public, et ils verront de quelle manière nous les exposerons à la risée des hommes sensés.

Ces médecins savent que ces deux assertions sont également fausses, mais, n'ayant rien de judicieux à oppposer à l'homœopathie, il leur en coûte de se condamner au silence. Nous trouvons que des hommes, qui exercent une profession libérale et qui se trouvent réduits à de tels arguments, par la puissance d'une vérité qui dérange toutes les combinaisons de leur esprit, sont dignes de plus de pitié que ceux qui les écoutent et qui les admirent. Ne sont-ils pas à plaindre, en effet, les médecins qui n'empêchent, qu'à la faveur de ces inventions ridicules, l'homme souffrant d'aller demander à de plus habiles qu'eux la guérison de leurs infirmités ?

Si ceux qui comptent ainsi sur la crédulité de leurs interlocuteurs ne se préoccupaient sérieusement des progrès que l'homœopathie fait à leur rencontre ;

S'ils n'accordaient pas à cette doctrine et aux remèdes qu'elle emploie une valeur incontestable ;

S'ils n'étaient pas certains des guérisons qu'elle effectue sous leurs yeux, ils n'affronteraient pas de sang froid le ridicule que font rejaillir sur eux ces deux accusations contradictoires, qui prouvent aux hommes instruits et sensés que l'homœopathie presse et pousse ses adversaires jusques dans leurs derniers retranchements.

§ VI.

Quel est le langage que les disciples de Hahnemann tiennent avec les médecins et avec les gens du monde.
Ce langage est bien différent et bien autrement scientifique que celui de leurs adversaires.

Les disciples de Hahnemann tiennent avec les médecins et avec les gens du monde un langage bien différent et bien autrement scientifique que celui de leurs adversaires.

Ils disent aux médecins :

L'histoire de toutes les grandes découvertes prouve que quand une vérité nouvelle et féconde s'élève dans le monde, les savants commencent toujours par la nier et par en médire ; mais leurs négations ne l'empêchent pas de faire bientôt la conquête de quelques bons esprits, et de grossir ensuite d'année en année le nombre de ses partisans et de ses adeptes.

La loi des semblables est une de ces vérités. La doctrine à laquelle elle sert de fondement est une de ces découvertes.

Elle a été repoussée par les savants.

Elle a cheminé douloureusement pendant soixante ans à travers les états de l'Europe.

Mais elle a réussi à se créer, enfin, sur tous les points du globe, des apôtres qui l'ont propagée, qui l'ont fécondée et qui l'on pliée avec succès à toutes les nécessités de la pratique médicale, en l'investissant de tous les caractères qui l'harmonisent avec les besoins de la science.

Ses partisans affichent aujourd'hui la prétention de guérir plus, mieux, plus vite et d'une manière plus rationnelle et plus sûre, les maladies avec le secours de cette loi et de cette doctrine, qu'en suivant les préceptes qui leur ont été donnés dans les écoles.

Cette doctrine accepte les connaissances médicales, acquises dans toutes les branches de la science médicale, à l'exception de celles qui ont pour objet de diriger la pratique médicale.

Dans le nombre de ces connaissances, elle accepte les unes telles que nous les ont léguées les savants de tous les siècles et de toutes les nations ; et elle accepte les autres en les développant dans une mesure bien autrement large et féconde, que celle dans laquelle elles ont été circonscrites jusqu'à ce jour ; et si elle les rend méconnaissables, c'est en les faisant sortir des limites étroites et mesquines qui leur étaient assignées.

Elle se rattache par son principe à la doctrine du naturisme, qui était celle d'Hippocrate, qui fut celle qui compta de siècle en siècle les plus nombreux partisans, qui donna naissance à la doctrine du vitalisme que l'école de Montpellier conserve et met en honneur, et qui marqua les époques les plus brillantes dans l'histoire des progrès de la médecine. Elle utilise cette doctrine, la développe, met en relief son excellence et sa supériorité, et la complète surtout par l'adjonction d'une thérapeutique vitaliste, puissantielle.

Cette doctrine proscrit impitoyablement la saignée, les sangsues, le vésicatoire, le séton, le cautère, les moxas, les ventouses, ainsi que tout le gachis pharmacologique que les disciples de Galien et le moyen âge nous ont légué.

Vous connaissez l'impuissance de votre thérapeutique, et vous avez compris que l'absence de tout principe la condamne

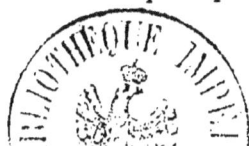

à s'égarer et à vous égarer avec elle dans le domaine de la spéculation et de la fantaisie.

Accordez donc à cette doctrine l'hospitalité qu'elle vous demande, et vous ne tarderez pas de vous convaincre de tous les avantages dont elle sera la source pour vous et pour les malades qui se confieront à vos soins.

Ils disent aux gens du monde :

Quand l'homœopathie épie avec soin et cherche à faire naître les occasions qui peuvent la mettre aux prises avec sa rivale, et qu'elle en profite en manifestant le désir et le dessein de forcer celle-ci à descendre avec elle, à son choix, sur le terrain des principes ou sur celui de l'observation ;

Quand elle provoque les corps savants à une lutte décisive , afin de se dépouiller de son individualité et de s'incarner dans la science ;

Quand elle pousse les membres des académies et les professeurs des écoles avec une vigueur d'argumentation qui prouve que si elle est dans l'erreur, elle a au moins la conviction d'être en possession de la vérité, et qu'elle ne recule ni devant la discussion de ses principes, ni devant la vérification expérimentale de ses moyens ;

Quand elle élève la prétention d'opérer une révolution radicale et salutaire dans la thérapeutique, et d'y conquérir l'autorité que lui donnent des principes inconstestables et les succès qu'elle obtient avec les puissantes ressources dont elle dispose ;

Et enfin, quand elle ne demande à ses adversaires que la protection d'une raison équitable et éclairée, et que ses adversaires et les corps savants eux-mêmes refusent de décliner les motifs qui peuvent justifier, aux yeux de la science, l'ostracisme dont ils s'obstinent à la frapper, qu'ils se réfugient à son égard dans un système de négation absolue, et s'y abritent ensuite contre ses attaques, comme si la négation pouvait suffire à toutes les exigences de la science et de la raison, en présence de faits recueillis, constatés, vérifiés et répétés par des hommes sérieux, éclairés et compétents, — il ne nous est pas permis, sans doute, de suspecter la probité d'un silence qui tend à déconsidérer le corps médical tout entier, mais nous sommes tenté de nous demander si c'est la peur des innovations qui paralyse la résistance des savants du corps médical officiel, ou si le silence n'est pour eux qu'un tactique habile et une dernière ressource pour éviter la révolution qui menace de faire table rase de toutes les doctrines qu'ils enseignent et qu'ils propagent.

§ VII.

L'objection la plus honorable à laquelle s'arrêtent les médecins les plus prudents
est celle qui porte sur la réprobation
dont l'Académie de Paris a eu l'imprudence de frapper l'homœopathie en 1835.
Réserves indispensables pour fixer les termes de cette objection.

Les médecins les plus habiles et les plus prudents sont ceux qui gardent le silence sur l'homœopathie, et qui, néanmoins, afin d'entraîner la conviction des hommes instruits, en les rendant hostiles à l'homœopathie, leur disent :

« Si la loi des semblables était la loi naturelle de guérison,
» comme l'affirment tous les disciples de Hahnemann ;

» Si cette loi était seulement un principe destiné à vivre à
» côté de ceux que les siècles ont consacrés ;

» Si l'homœopathie, en un mot, reposait sur des fondements
» solides, les académiciens et les professeurs des écoles refu-
» seraient-ils de la mettre en discussion ? Pouvez-vous suppo-
» ser les professeurs des écoles moins passionnés pour la vérité
» médicale, moins intéressés à faire luire cette vérité de tout
» son éclat, que ne le sont les disciples de Hahnemann ? Donc,
» quand ces savants refusent de répéter les faits sur lesquels

» repose la doctrine de ceux-ci, et qu'ils laissent cette doctrine
» sous le poids des assertions qu'ils ont jetées dans le public
» savant par leur lettre écrite au ministre, en 1835, nous de-
» vons croire qu'ils y sont déterminés par un sentiment d'a-
» mour pour la science et pour l'humanité. »

Cette objection est sans contredit la plus solide que les médecins puissent faire à l'homœopathie, en se plaçant, avec les
gens du monde, en dehors de toutes les conditions scientifiques
qu'une objection doit remplir pour être sérieuse et atteindre le
but qu'elle se propose ; elle est la plus honorable pour motiver
leurs répugnances à l'égard de cette doctrine ; elle est surtout
la plus séduisante pour les hommes instruits et sensés auxquels
on l'adresse. Arrêtons-nous y donc.

Mais, afin d'y répondre d'une manière satisfaisante, il faut
supposer les académiciens, — ou parfaitement instruits — ou
parfaitement ignorants, — ou n'ayant que des notions vagues
et insuffisantes sur l'étendue des principes, sur la valeur des
procédés et sur la puissance des moyens dont cette doctrine
dispose pour obtenir la guérison des maladies.

Il faut supposer ensuite que le fondateur de l'homœopathie,
et les mille disciples qui l'ont adoptée, prônée, développée dans
leurs écrits, et qui en font la base de leur pratique médicale
pour eux-mêmes, pour leurs enfants et pour leur famille comme pour le public, ne sont pas tous des hommes sans valeur,
sans conviction ou dépourvus des lumières du sens commun.

Il faut supposer enfin, ne fût ce que pour l'honneur du
corps médical, que, parmi ces mille disciples qui ont employé
leurs veilles à développer la doctrine de Hahnemann, il y en a
qui ont compris la nécessité d'un principe, sous l'égide duquel
pût s'abriter la pratique médicale, et que, par conséquent, les
livres de ceux-ci ont une valeur quelconque, — et qu'ils sont
plus ou moins dignes de fixer l'attention des savants, puisqu'ils ont provoqué l'adhésion d'un grand nombre de médecins à cette doctrine que repoussent encore, en 1859, les académiciens et les professeurs des écoles officielles.

Ces réserves étant faites et la question étant posée dans ces conditions en dehors desquelles nul homme de sens n'a le droit de nous placer, nous pouvons répondre hardiment à tous les médecins, qui croient pouvoir se fonder sur la déclaration que fit, en 1835, l'Académie de médecine de Paris, au sujet de l'homœopathie, pour condamner cette doctrine et pour enga-ger les hommes instruits et sensés à la repousser également.

§ VIII.

RÉFUTATION.

Le jugement de l'Académie au sujet de l'homœopathie n'est qu'un déni de justice,
qui ne peut motiver une objection contre cette doctrine,
et qui ne peut être accepté par les hommes instruits et sérieux que comme
une preuve de son excellence.

En fait, si l'Académie, en disant que la raison et l'expérience sont réunies pour repousser l'homœopathie de toutes les forces de l'intelligence, était parfaitement ignorante des principes sur lesquels repose cette doctrine et des procédés qu'elle emploie pour obtenir la guérison des maladies ; ou, si elle n'avait que des notions vagues et insuffisantes de ces principes et de ces procédés, il est évident qu'elle en a parlé sans la connaître, comme en parlent les gens du monde et les médecins qui ne l'ont jamais étudiée ; qu'elle l'a jugée sans la comprendre, et que sa déclaration est un acte irréfléchi, sans valeur et sans portée, et que, l'ayant condamnée sans l'entendre, son juge-ment est nul pour la science et ne peut être pris en considéra-tion par des hommes sérieux et compétents. C'est donc à tort que les adversaires de l'homœopathie s'en font une arme con-tre cette doctrine.

Si, au contraire, on soutient que l'Académie, en livrant au public les affirmations exorbitantes que contient sa lettre écrite à M. le Ministre de l'intérieur, en 1835, était parfaitement instruite de tous les principes qui guident les disciples de Hahnemann dans la préparation des médicaments et dans leur application à la guérison des maladies, pourquoi s'est-elle abstenue alors et depuis de mettre en une vive lumière, par la discussion ou par des écrits, *les monstruosités, les contradictions, les erreurs palpables* quelle a prétendu y découvrir? Devant quel tribunal les affirmations sont-elles des faits et des preuves? En se livrant à celles dont les adversaires de l'homœopathie se font une arme contre cette doctrine, l'Académie s'est-elle montrée digne de la haute mission qui lui est confiée? a-t-elle rempli ses devoirs à l'égard de cette grande vérité nouvelle que les disciples de Hahnemann ne cessent de lui présenter comme une découverte, dont le principe renverse toutes les hypothèses sur lesquelles l'école de Paris en particulier fonde toutes les doctrines médicales qu'elle enseigne et qu'elle propage?

Donc, il est évident que l'Académie, en protégeant par le silence les accusations sans preuves qu'elle a élevées contre l'homœopathie, a refusé de juger cette doctrine en descendant avec ou sans ses partisans sur le terrain de l'observation et des principes, des faits et du raisonnement; qu'elle s'est livrée à son égard à des dénégations sans preuves, à des accusations sans fondement; et que, l'ayant taxée d'erreur et de mensonge, sans donner au public savant les motifs de son jugement, celui-ci, au lieu d'avoir une valeur scientifique contraire aux intérêts de l'homœopathie, ne peut être accepté par le public savant que comme un déni de justice à l'égard d'une grande découverte, et comme un éclatant aveu de l'excellence et de la supériorité de la doctrine médicale qui est fondée sur cette découverte.

C'est donc en vain que les adversaires de cette doctrine se font une arme de cette décision académique.

Cette décision prouve que l'Académie de Médecine, qui, même en 1835, aurait pu trouver dans son sein un savant pour examiner, accepter ou rejeter sans prévention et sans préjugé les découvertes et la doctrine de Hahnemann, n'a pas voulu donner aux disciples de celui-ci le moyen de faire connaître par les faits, dans un dispensaire public, la doctrine de leur maître, afin de ne pas seconder les efforts de propagation auxquels ils se livraient déjà à cette époque.

Nous ne ferons pas à ces savants l'injure de croire qu'ils n'avaient pas compris, dès 1835, la portée de ces découvertes et l'excellence de cette doctrine; mais, après s'être assurés qu'elles sont fondées sur le principe hippocratique dont la seule école de Montpellier a poursuivi jusqu'à ce jour les conséquences, ils lui ont refusé l'hospitalité qu'ils s'obstinent à refuser au principe et aux doctrines de cette école. Ils ont compris que ces découvertes devaient opérer, au profit des doctrines hippocratiques de Montpellier, une révolution radicale dans toutes les branches de l'art de guérir, dès le moment où les professeurs de l'école de cette ville consentiraient à les prendre en sérieuse considération, et à s'éclairer, par le fait expérimental, sur les conséquences qu'on peut en tirer au profit de ces doctrines; et ils ont redouté de donner, par leur adhésion à ces découvertes, gain de cause à ces éternels adversaires de l'école organicienne et anatomo-pathologique qu'ils ont fondée.

Que les professeurs des écoles de Paris et de Montpellier s'en doutent ou non, voilà l'explication vraie de l'opposition que l'Académie de Paris a soulevée instinctivement, si ce n'est par calcul, contre l'homœopathie.

Que les uns et les autres l'aient compris de prime abord ou qu'ils ne s'en soient pas douté, il est certain que, non-seulement les doctrines physiologiques et pathologiques de l'école de Montpellier, et les doctrines thérapeutiques des disciples de Hahnemann s'expliquent les unes par les autres, mais aussi qu'elles se complètent mutuellement, et que, des principes sur lesquels sont fondées ces doctrines congénères, découlent d'autres principes sur lesquels on peut fonder scientifiquement toutes les branches de la science médicale. Cette fondation définitive doit se faire au profit des doctrines vitalistes de l'école hippocratique par la fusion de ces doctrines avec la doctrine thérapeutique vitaliste et puissantielle de Hahnemann. Si l'école de Montpellier finit par comprendre la nécessité de cette fusion, elle parviendra sans difficulté à terminer, au profit de ses doctrines, la lutte qu'elle soutient contre l'école organicienne et anatomo-pathologique, et qui se prolonge depuis soixante ans surtout, de manière à ce que cette dernière école en recueille tous les avantages. L'école de Montpellier ne peut triompher de celle de Paris qu'en faisant triompher le principe vital ; — elle ne peut le faire triompher qu'en démontrant que ce principe gouverne la matière médicale et la thérapeutique, et elle ne peut faire cette démonstration qu'en éclairant ce principe avec les découvertes de Hahnemann et avec les doctrines auxquelles les disciples de ce grand homme ont rattaché ces découvertes. Donc l'école de Montpellier, qu'elle le veuille ou non, saluera tôt ou tard avec enthousiasme le triomphe de l'homœopathie comme le sien propre et comme le dernier et définitif échec que peuvent recevoir du principe vitaliste les doctrines de l'école de Paris. L'un des partisans de ce principe, professeur de l'école hippocratique en 1842, peu de temps avant que la mort soit venu le surprendre, avait compris qu'en enrôlant l'homœopathie au service de la doctrine vitaliste de Barthez, il donnait à cette doctrine une valeur scientifique qu'elle n'a jamais atteint, et à son école toute l'influence et toute la vie que les doctrines matérialistes de Paris lui ont enlevée. Ce qui est déplorable c'est que d'Amador n'a pas, comme Barthez, laissé après sa mort un successeur qui ait pris à tâche d'accomplir l'œuvre qu'il avait commencée.

§ IX.

La déclaration de l'Académie n'a pas été un obstacle à la propagation
de l'homœopathie.
De nombreux écrits ayant réfuté les assertions qu'elle contient, les académiciens
ont gardé le silence sur ces écrits.
Les académiciens sont tombés dans l'erreur,
parce qu'ils ont cru pouvoir juger une vérité nouvelle d'après les lumières
du sens commun.

Bien que l'Académie de Médecine de Paris, au lieu de seconder les efforts que faisaient les disciples de Hahnemann en 1835
pour propager la grande vérité médicale, au lieu d'éclairer le
corps médical sur la valeur de la doctrine homœopathique et
de juger cette doctrine d'après les vrais principes de la
science, se fût contentée de déclarer *quelle présente des op-
positions formelles avec les vérités les mieux établies, des
contradictions choquantes et beaucoup d'absurdités,* beaucoup
de bons esprits cherchèrent néanmoins à s'assurer, par la voie
de l'expérimentation, du degré d'utilité des ressources et des
moyens dont Hahnemann prétendait avoir enrichi la thérapeutique. L'étude des livres du novateur et de ses premiers disciples suffit pour les convaincre de l'excellence de la doctrine
qui s'y trouve développée ; et leurs patientes investigations
dans le champ de l'expérience leur apprirent bientôt à guérir,
à l'aide de ces ressources, et en suivant une méthode plus
rationnelle, plus prompte et plus sûre que celle qui leur était
familière. Ce que les académiciens et les professeurs des écoles
avaient refusé de faire, de simples praticiens le firent et arri-
vèrent à des conclusions conformes à celles de Hahnemann et
de ses premiers disciples. Tous ceux qui les ont imités plus tard
y étant arrivés comme eux, nous devons en conclure que les

académiciens, quand ils ont livré au public, en 1835, les assertions que contient leur lettre, n'avaient que des notions vagues
et insuffisantes des principes de la doctrine sur laquelle ils
portaient un jugement, et qu'ils sont tombés dans l'erreur en
la jugeant d'après ces notions. De nombreux écrits ayant réfuté
leurs assertions, ils ont gardé le silence sur ces écrits. Des médecins ayant répété ces assertions, ils n'ont pas songé à fournir
à ceux-ci, bien qu'ils eussent épousé leur erreur avec une gé-
nérosité digne d'un meilleur accueil, des armes plus ou moins
sérieuses pour la soutenir. La persistance du silence qu'ils ont
gardé à l'égard des attaques, dont leur lettre à M. le Ministre
a été l'objet, prouve donc qu'ils ont reconnu la faute dans laquelle ils sont tombés par précipitation, qu'ils ont compris la
nécessité de n'opposer aucun obstacle à l'heureuse révolution que l'homœopathie est venu accomplir dans la thérapeutique, et qu'ils attendent, qu'ils désirent peut-être, que l'homœopathie se présente bientôt à eux sous des formes moins
inusitées, afin de la mettre en discussion, et de lui rendre
enfin la justice qu'elle mérite et qu'elle a le droit d'attendre du
premier corps médical savant de l'Europe.

Mais les adversaires de l'homœopathie ne veulent pas admettre cette conclusion. « Si MM. les académiciens, disent-ils,
» n'avaient eu en 1835 que des notions vagues et insuffisantes
» de l'homœopathie, ils ne se seraient pas empressés de la
» condamner. »

Rien n'est facile comme de répondre à cette objection. Messieurs les académiciens, qui ont condamné *tout d'abord* l'homœopathie, avaient cru être en droit de la juger d'après les
notions du sens commun, sans réfléchir que cette doctrine,
étant fondée sur une vérité nouvelle, doit nécessairement blesser la plupart des notions accréditées par le sens commun. Si
l'homœopathie n'avait été qu'un système de thérapeutique
pouvant être rattaché sans études préalable aux connaissances
médicales familières à tous les médecins et reposant sur les
mêmes principes, on comprend que MM. les académiciens

auraient pu l'accueillir, le discuter et porter sur lui un jugement motivé ; mais comme il repose sur une vérité nouvelle,
et que le propre de ces vérités est non-seulement de blesser
toutes les notions accréditées par le sens commun de la multitude, mais aussi de faire table rase de toutes les notions scientifiques admises par les savants dans l'ordre des faits auxquels
elles s'appliquent, MM. les académiciens sont tombés dans
l'erreur en jugeant ce système d'après ces notions.

§ X.

Deux espèces de sens commun.
L'homœopathie blesse également les notions les plus élémentaires de ces deux
espèces de sens commun. Il ne peut en être autrement.
Pourquoi cela ? Erreur sur laquelle repose le jugement qu'en a porté l'Académie.

On distingue en philosophie deux espèces de sens commun :
1° le sens commun de la généralité des hommes, qui prend sa
source dans la sensation, qui s'y arrête et qui n'affirme que
d'après elle. Ce sens commun donne souvent aux sensations du
sujet un sens qui le trompe, qui peut et doit le tromper. Ce sens
commun est le premier pas que ceux qui ignorent font pour
arriver à la connaissance scientifique, mais il ne suffit pas pour
la fonder ; 2° le sens commun des savants, lequel résulte de
l'acte intellectuel par lequel on compare les rapports vrais des
choses qui nous sont connues par la sensation avec les *idées*
qui nous arrivent par la vision intellectuelle, ou par la connaissance des principes. Ce sens commun n'est que le sens
même des principes que tous les hommes compétents voient
ou sont convenus de voir de la même manière, et sert à cor-
riger les erreurs de l'autre.

Pourquoi dit-on que les vérités nouvellement découvertes
ont besoin de séjourner longtemps dans le puits de Démocrite

avant de se montrer à la multitude? C'est qu'en faisant table
rase des erreurs accréditées dans le monde par le sens commun de la généralité des gens du monde, elles excitent l'incrédulité et le dédain de tous ceux dont l'intelligence ne dépasse guère le niveau du sens commun.

Et pourquoi ces vérités excitent-elles presque toujours,
comme l'expérience le démontre, la surprise et même la colère
des savants? c'est qu'en blessant les notions scientifiques accréditées et propagées par le sens commun des savants, elles
froissent l'amour-propre et les intérêts de ceux qui négligent
ou refusent d'élever leur intelligence au-dessus des erreurs
que ces notions consacrent et dont les progrès de la science
font justice d'un jour à l'autre.

L'homœopathie fait évidemment table rase de toutes les
notions de thérapeutique accreditées parmi les gens du monde;
aussi excite-t-elle leur incrédulité. C'est naturel et nous ne
nous en plaignons pas. Mais elle blesse également les notions
scientifiques acceptées et propagées par les membres du corps
médical

En présence de cette découverte, MM. les académiciens, au
lieu de s'assurer, par l'expérimentation, que les faits desquels
Hahnemann a prétendu faire sortir une vérité nouvelle étaient
vrais, et de chercher ensuite dans ces faits la vérité du principe
qui les explique, ont soumis *tout d'abord* cette découverte à
la logique qui puise ses termes dans les notions erronées que
le sens commun des médecins consacre et que cette découverte
renverse! En procédant de la sorte, *cette logique* — nous
reproduisons ici les expressions dont ils se sont servis — *cette
logique leur a signalé tout d'abord, dans le système des oppo-
sitions formelles avec les vérités les mieux établies, des contradictions choquantes et beaucoup d'absurdités palpables !*
La logique qui se fonde sur des erreurs, qu'une grande vérité
nouvelle renverse, pouvait-elle aboutir à des rapports nouveaux que cette vérité justifie? Si les rapports auxquels MM.
les académiciens se sont arrêtés sont absurdes, à qui la faute, si

ce n'est à ceux qui ont persisté à les séparer de leur principe?
Ils n'ont pas réfléchi que la vérité nouvelle, sur laquelle ils
étaient appelés à donner une décision, ne portant pas sur un
simple rapport, mais sur un principe, ils devaient mettre en
question la réalité du principe que cette vérité soulève : erreur de principe qui, quand ils se sont exposés à raisonner sur
une doctrine et à la juger sans rapporter leurs arguments et
leurs conclusions à la vérité qui lui sert de fondement, les a
empêchés d'acquérir l'intelligence des faits sur lesquels elle est
fondée, et d'arriver à l'explication rigoureusement scientifique
de ces faits. Erreur fondamentale, excusable sans doute pour
des gens du monde, mais impardonnable à des académiciens
que cette erreur a empêchés de s'entendre avec les médecins
homœopathistes, sur les conséquences que la science devait
tirer de ces faits ; oubli des notions les plus élémentaires du
sens commun des savants ; oubli auquel ils ont été conduits
par la logique du *tout d'abord*, qui est la logique fondée sur
le sens commun de la multitude !

§ XI.

Les expériences sur lesquelles on se fonde pour repousser l'homœopathie sont
des expériences faites en dehors de toutes les conditions propres
à leur donner une valeur scientifique.

Mais il y a des adversaires de l'homœopathie qui prétendent
que si la doctrine de Hahnemann n'éveille pas les sympathies
des médecins, c'est que, dans le nombre des académiciens qui
ont condamné cette doctrine, il y en a qui ont motivé leur jugement sur les résultats négatifs que l'expérimentation leur a
donné.

Nous ne nions ni que certains académiciens se soient livrés
à des expériences d'homœopathie, ni qu'ils aient obtenu des

résultats négatifs ; mais nous demandons seulement où se trouve le compte-rendu de ces expériences, afin d'en discuter la valeur scientifique.

Les expérimentateurs s'étaient-ils placés dans les conditions voulues par la science pour le succès de l'essai auquel ils allaient se livrer ?

Avaient-ils familiarisé suffisamment leur esprit avec les indications et les exigences de la doctrine dont ils se sont hâtés d'accuser l'impuissance ?

Les homœopathistes, enfin, n'ont-ils pas le droit d'adresser à ces expérimentateurs inhabiles le mot qu'adressait Kepler à ceux qui niaient la vérité des lois qui régissent les mouvements des corps célestes, alors que ces lois venaient d'être par lui récemment découvertes : *mathematica mathematicis scribuntur*, leur disait-il. L'homœopathie, à son tour, ne peut et ne doit répondre qu'à ceux qui se sont familiarisés avec l'emploi de ses procédés et de ses moyens de guérison. Les indications des manuels dont se servent en général ceux qui se livrent à ces expériences, sans étude préalable, sont tellement insuffisantes, qu'elles jettent dans le chemin de l'erreur, bien plus fréquemment que sur les traces de la vérité, ceux qui ignorent les principes et les procédés d'application de cette doctrine. Il n'y a pas un homœopathiste, convaincu et habile aujourd'hui, qui n'ait éprouvé le même échec que ces expérimentateurs avant d'avoir acquis une connaissance approfondie des médicaments, et l'habitude de fixer les rapports des maladies avec les remèdes propres à les guérir.

Avant 1835, nul académicien n'avait *approfondi les bases, la marche et les procédés de l'homœopathie*, de manière à pouvoir s'arroger le droit de la condamner à l'oubli avec connaissance de cause, et particulièrement sans en donner les motifs, ainsi que l'a fait, à cette époque, l'académie. Depuis lors, nul n'a attaché son nom à une œuvre critique vraiment sérieuse et tant soit peu remarquable, qui soit demeurée sans réponse victorieuse, et qui puisse justifier la flétrissure qu'un

corps savant a cru pouvoir infliger impunément à la découverte du génie. Et nous croyons encore aujourd'hui que nul
adversaire de l'homœopathie, académicien, membre de l'Ins-
titut ou professeur d'école, n'a le droit de s'enorgueillir d'avoir
*fait subir scientifiquement à cette doctrine l'épreuve des faits,
de l'avoir fait passer au creuset de l'expérience, de l'avoir
fidèlement interrogée, et d'en avoir obtenu,* comme les académiciens l'ont affirmé dans leur lettre, *les réponses les plus
catégoriques* pour mettre en évidence *les dangers mortels des
procédés de guérison qu'elle conseille, les contradictions et
les absurdités qu'elle présente.* Nul académicien n'a prouvé
ni tenté de prouver depuis lors, à la face du monde savant,
que *les guérisons obtenues par la médecine des semblables
ne sont que le fruit des préoccupations d'une imagination
facile.* Donc, toutes ces assertions et toutes ces accusations que
messieurs les académiciens ont formulées dans leur lettre à
M. le Ministre de l'intérieur, sont restées dans la science comme des assertions sans preuves et des accusations sans fondement, *fruits des préoccupations d'une imagination facile,*
à laquelle a été confiée, par des académiciens, la grave res-
ponsabilité de prendre, dans la sphère de leurs attributions,
une décision qui aurait dû n'être que la conséquence des plus
consciencieuses expérimentations et des opérations les plus
sérieuses de l'entendement.

N'est-on pas tenté de prendre en pitié la nature humaine et
les corps savants surtout, quand on réfléchit que c'est avec
des accusations et des assertions de cette nature qu'on réussit
encore aujourd'hui à retarder le triomphe de la grande vérité
thérapeutique que les médecins de tous les siècles ont appelée
de tous leurs vœux ? *In propria venit, et sui eum non receperunt.* Non-seulement les académiciens n'ont pas accordé à
cette vérité l'hospitalité qu'elle leur a demandée, mais, sans
vouloir l'interroger, sans pénétrer au cœur de la grande question médicale qu'elle a soulevée, et sans la connaître, ils ont
affecté de la présenter au corps médical comme *une illusion,*

une subtilité sans fondement et sans consistance, qui n'établit que des rapports imaginaires entre la maladie et le médicament qui doit en être le remède ! Et depuis l'époque à laquelle est intervenu ce jugement, nul n'a osé se servir des procédés de la science pour démontrer que *la raison et l'expérience sont réunies pour repousser de toutes les forces de l'intelligence* le principe de la loi des semblables et les conséquences qui en découlent. Et cependant l'homœopathie s'étend, grandit et prospère ! S'il existait un livre sérieux, qui démontrât la vérité de ces assertions, nous serions surpris qu'après vingt ans il ne fût pas parvenu à notre connaissance. Nous en avons sous les yeux un certain nombre qui sont marqués au coin de l'ignorance la plus absolue des principes les plus élémentaires de la doctrine des semblables ; mieux informés que nous de l'existence de ce livre sérieux, les auteurs de ceux-ci, qui n'avaient en vue que de déconsidérer l'homœopathie et ses partisans, auraient dû y puiser des arguments plus solides et de meilleur aloi que ceux dans lesquels ils ont emprisonné leurs attaques. Mais un livre sérieux contre la doctrine des semblables ne pouvait être écrit que par un homme profondément versé dans la connaissance de toutes les découvertes de Hahnemann et des travaux de ses disciples, et familiarisé depuis longtemps avec les pratiques de guérison qui sont les conséquences de ces découvertes ; et nous affirmons que dans le nombre de ces savants nous n'avons trouvé que de très humbles disciples du grand homme et de sincères admirateurs de son génie, sans en rencontrer un seul qui n'ait rendu, de la manière la plus éclatante, à ses doctrines et à ses travaux, la justice qu'ils méritent et que nous leur rendons nous-même.

§ XII.

Les expériences tentées à l'hôtel-Dieu de Marseille, pendant le choléra de 1854,
ne prouvent rien contre l'homœopathie.
L'homœopathie ne guérit pas tous les malades, quel que puisse être
le degré de gravité de leur maladie.
Elle guérit plus, mieux, plus vite et par une voie plus sûre et plus douce.

On rencontre aussi dans le monde des médecins et des
hommes intelligents, étrangers aux connaissances médicales,
qui motivent leur incrédulité ou leur répugnance à l'égard
des procédés et des moyens curatifs de l'homœopathie, sur
les résultats, en apparence déplorables, obtenus par les disciples de Hahnemann dans les expériences qu'ils on eu l'imprudence de tenter, à l'hôtel-Dieu de Marseille, pendant la
durée du choléra de 1854, sans s'être assurés des conditions
auxquelles devait être soumise l'expérimentation comparative
à laquelle ils allaient se livrer, afin que leurs adversaires
fussent en droit de renfermer, après l'expérience, dans une
question de chiffres, la question doctrinale relative à la valeur
respective des deux thérapeutiques rivales.

Or, ces résultats, pour qui les soumet à un examen impartial, ne mettent en évidence que quelques faits particuliers,
sans autre valeur qu'une valeur individuelle comme faits vrais
— et un seul fait général d'une importance réelle. Ce fait,
ayant le précieux avantage de ne pouvoir être récusé ni par
les amis ni par les adversaires de l'homœopathie, c'est lui
qu'il faut interroger, c'est lui qu'il faut analyser, c'est sur
lui qu'il faut s'entendre avant de se prononcer sur d'autres,
qui n'en sont que les conséquences.

Ce fait brutal, accablant et décisif, est celui-ci : AVANT
l'organisation du service expérimental homœopathique, le

chiffre de la mortalité des sujets cholériques traités par les adversaires de l'homœopathie était, à l'hôtel-Dieu de Marseille, de SOIXANTE POUR CENT.

PENDANT la durée de ce service expérimental, le chiffre de la mortalité des sujets traités par les mêmes adversaires et dans les mêmes services, s'est abaissé à QUARANTE-QUATRE POUR CENT !

APRÈS que les docteurs homœopathistes eurent résigné leurs fonctions, le chiffre de la mortalité des sujets cholériques traités par les mêmes adversaires et dans les mêmes services, s'éleva de nouveau à SOIXANTE POUR CENT !

Nous n'ajoutons à ce fait aucun commentaire favorable à l'homœopathie ; nous le puisons dans le service des adversaires de cette doctrine, et nous demandons à ceux-ci : étiez-vous moins habiles, et vos procédés curatifs étaient-ils moins puissants AVANT et APRÈS les expériences que pendant leur durée ? Dans un hôpital, où votre prépondérance est exclusive, et au milieu de circonstances qui ont dû mettre en éveil toutes les susceptibilités médicales de la ville de Marseille, est-il impossible que certains d'entre vous aient réussi, à l'aide de certaines combinaisons qu'il ne nous appartient pas de caractériser, à ne confier aux homœopathistes que des mourants dont ils purgeaient de cette façon les services réservés à la pratique médicale ordinaire ? Nous ne préjugeons ici aucune question, mais nous nous emparons du fait le plus général que l'observation la plus impartiale nous fait découvrir, et nous posons ce fait, en face de tous les médecins, acteurs ou spectateurs , marseillais ou non, qui prétendent juger la puissance curative de l'homœopathie dans le choléra, d'après les faits moins généraux qui suivent celui-là et que celui-là explique.

Les homœopathistes ne se flattent pas de guérir tous les cholériques, quel que puisse être le degré de gravité de leur état, ils se piquent d'en guérir un plus grand nombre, de les guérir plus vite et par une voie plus sûre et plus douce ! Or, les médecins, intéressés à dénigrer l'homœopathie, n'ignorent pas qu'il y a dans toutes les maladies, et particulièrement dans la plus terrible de toutes, le choléra, un degré où l'expérimentation n'a plus de valeur pour la science ; et si, par hasard, c'est à ce degré que les adversaires de l'homœopathie ont voulu confier aux disciples de Hahnemann la plupart des cholériques, quelle gloire prétendent-ils retirer de l'échec que ceux-ci ont éprouvé, si ce n'est celle de les avoir mystifiés par une plaisanterie inconvenante ? Beau succès, vraiment, et digne de ceux qui en ont recueilli les avantages ! Les manœuvres de ceux-ci, bien qu'elles aient réussi à faire condamner les procédés curatifs de l'homœopathie par les esprits inattentifs et superficiels qui ne s'arrêtent qu'à l'écorce des faits, ne sont, au fond, qu'un hommage rendu au talent des expérimentateurs et à la puissance des ressources de leur belle doctrine.

Avant les expériences de Marseille, les homœopathistes se flattaient de guérir plus, mieux, plus vite et d'une manière plus sûre et plus douce, dans toutes les maladies, que ne le font leurs adversaires, alors qu'on les place dans des conditions égales à celles où se trouvent placés ces derniers. Ils s'en flattent encore aujourd'hui. Mais ils ne se sont jamais flattés de ramener à la santé tous les malades, quelle que puisse être la nature de leur maladie, ni quel que puisse être le degré de gravité qu'elle a atteint. Ils savent que la mort est une nécessité de la vie. Bien fous sont ceux qui feignent de l'ignorer ou qui l'oublient !

Si les ennemis de l'homœopathie croient pouvoir faire justice de ces prétentions ambitieuses et pour eux importunes, que ne se pressent-ils de leur donner un démenti, en se plaçant avec leurs adversaires dans les conditions rigoureuses d'une expérimentation réellement scientifique !

Une expérimentation rigoureusement scientifique et comparative des procédés des deux thérapeutiques rivales serait utile, ne fût-ce que pour mettre un terme aux récriminations

que s'adressent réciproquement des médecins hostiles les uns
à l'égard des autres, à raison des opinions scientifiques qu'ils
ont embrassées, — médecins parmi lesquels il est naturel de
supposer que les mieux fondés en raisons ne sont pas ceux
qui poussent le mépris des convenances jusqu'à accuser les
autres de n'être que de PAUVRES ILLUMINÉS, des· IGNORANTS
ABJECTS ou de MISÉRABLES CHARLATANS.

Quoi qu'aient pu en dire les rédacteurs du journal l'*Union
médicale*, les homœopathistes sont des hommes sérieux, qui
se sont livrés aux études les plus consciencieuses et aux plus
scrupuleuses observations avant de se poser, avec plus ou
moins d'hostilité, en face des principes admis par leurs amis
de la veille, devenus leurs adversaires du lendemain. Ils ont
offert à ces adversaires d'aborder avec eux les problèmes les
plus élevés de la science médicale. Ils le leur ont offert sans
s'inquiéter et sans se préoccuper même du sort que la logique
pouvait réserver à leur doctrine, parce qu'ils sont convaincus
que cette doctrine renferme la vérité médicale. Il incombe à
ceux-là de montrer que les intérêts de la science ne leur sont
pas moins chers que ceux de leur amour-propre. Ils ne peuvent y réussir qu'en prouvant, scientifiquement et contradic-
toirement avec les médecins homœopathistes, par le fait expérimental et par le raisonnement fondé sur de vrais principes, que la *loi des semblables* n'est qu'un non-sens, une hypothèse sans fondement, comme celles sur lesquelles repose
la médecine officielle, et qu'elle est, en outre, un guide plus
infidèle pour diriger le médecin dans le traitement des maladies. C'est alors, mais alors, mais alors seulement, qu'ils
pourront dire que la doctrine fondée sur cette loi n'a été in-
ventée que pour exploiter par la pratique médicale la crédulité des ignorants.

Qu'ils y réfléchissent, une fois pour toutes ! L'homœopathie
s'enorgueillit dans le monde des plus honorables adhésions.
Elle est enseignée dans les écoles de médecine d'une nation à
laquelle la France emprunte plus d'idées scientifiques qu'elle

ne lui en transmet. Elle est cultivée par des hommes dont le mérite n'est pas douteux. Si MM. les rédacteurs du journal *l'Union médicale* désirent s'en assurer, qu'ils lisent, avec plus d'attention qu'ils ne l'ont fait déjà, la *Lettre aux médecins français*, publiée en 1835, véritable modèle d'urbanité, de beau style et de bon goût, de M. le docteur comte Desguidi ; qu'ils lisent la *Lettre à l'Académie de médecine de Paris*, du même auteur ; qu'ils lisent la *Lettre à la Faculté de médecine de Paris*, du docteur Léon Simon, et les nombreuses lettres adressées par M. le docteur Peschier à MM. les professeurs de faculté Andral, Louis Forget et Gerdy ; et qu'ils essayent d'y répondre autrement que par des négations et des injures. Les injures sont la dernière ressource de la sottise et de la méchanceté, de l'ignorance et de la mauvaise foi.

Depuis que l'homœopathie s'est offerte aux méditations des savants, ses adversaires se sont évertués, sans s'être donné la peine de l'étudier et sans la comprendre, à répandre dans le public une foule de turpitudes à l'adresse de ceux qui en font la règle de leur pratique médicale, Il n'y a pas de médecin hostile à cette doctrine qui n'ait trouvé dans la ville qu'il habite des frères, des neveux, des cousins, des amis plus ou moins nombreux, qu'il soigne par affection, et qui se sont crus obligés de dénigrer l'homœopathie en répétant les accusations absurdes sur lesquelles se fondent ceux qui désirent d'en arrêter les progrès. Et si l'homœopathie n'avait pas eu pour elle la vérité de ses principes et l'évidence de ses guérisons, croit-on qu'elle aurait résisté à ces affirmations mille et mille fois répétées de maison en maison ? Les homœopathistes se sont contentés pendant longtemps de prendre en pitié cette honteuse tactique de leurs adversaires, mais ils ont dû se décider enfin à y répondre avec indignation et par des paroles sévères. Ce qui a déconcerté leurs agresseurs, et ce qui les a déterminés à formuler leur opposition avec des injures, ce sont les adhésions qui leur sont arrivées plus nombreuses et plus honorables qu'il ne leur était permis de l'espérer d'abord, à tel point que ce sont aujourd'hui ces agresseurs eux-mêmes qui subissent les conséquences de leur hostilité d'une manière plus fâcheuse, puisque le nombre de leurs amis diminue, tandis que le nombre des partisans de l'homœopathie augmente. La vérité est comme la foi ; elle finit toujours par triompher des obstacles qu'on lui oppose.

Le plus grand malheur qui puisse arriver à des savants, est de méconnaître tout d'abord les grandes vérités qu'ils sont obligés de saluer ensuite, et de ne pas comprendre quel est le parti qu'ils doivent en tirer au profit de la science et de leur gloire. Telle a été et telle est encore la condition des médecins français à l'égard des vérités que renferme la doctrine de Hahnemann et de ses disciples. Ils n'ont pas seulement méconnu ces vérités, ils les ont niées et ils les nient encore avec une obstination déplorable, au lieu de les soumettre à l'épreuve scientifique des faits et des discussions académiques.

Nous comprenons très-bien qu'il y ait dans le monde des gens imbus des préjugés allopathiques, qui accueillent avec avidité et qui propagent sans réflexion les bruits les plus absurdes et les idées les plus fausses que répandent les adversaires de l'homœopathie, et qu'ils les exagèrent en se les transmettant les uns aux autres. Il y a tant de gens dans le monde qui se trouvent heureux d'être les échos d'autres gens qui pensent pour eux, et qui sont glorieux de pouvoir trotter dans les rues en portant la queue du manteau d'un protecteur ou d'un maître !...

Nous comprenons bien mieux encore que les pharmaciens soient les ennemis naturels d'une découverte qu'ils croient être de nature à porter à leur industrie le même préjudice que l'imprimerie porta jadis au métier de copiste.

On peut même comprendre, jusqu'à un certain point, que les simples praticiens de nos villes, n'étant point d'humeur à sacrifier les avantages que leur procure la médecine des Purgon et des Sangrado, qui leur est familière, aient pu repousser la médecine des semblables, parce qu'elle exige de leur part des études nouvelles, longues et sérieuses, et parce que, en simplifiant l'art de guérir, elle réduit les avantages du métier ; mais nous ne pouvons comprendre que de véritables savants, soit qu'ils ignorent ou qu'ils connaissent la doctrine des disciples de Hahnemann, essayent de persuader à des hommes sérieux que la *loi des semblables* n'est pas une vérité digne de fixer leur attention, alors qu'ils savent que cette vérité trouve déjà dans tous les pays du monde d'autres savants toujours prêts à la défendre contre leurs négations et leurs injures, et à la venger de l'oubli auquel ils s'efforcent de la condamner.

Savants du corps médical, académiciens et professeurs des écoles, Hahnemann n'a commis envers vous d'autre faute que celle de faire la découverte d'une vérité que vous avez inutilement cherchée par la méditation et par l'étude. Cette faute est-elle donc un crime que les savants entre eux ne se pardonnent jamais ? Si sa découverte ne porte que sur des erreurs, n'est-il pas urgent d'en finir avec sa doctrine ? Combattez-la donc, mais que vos voix, en répétant à l'unisson les accusations les plus absurdes, ne fassent plus entendre à nos oreilles le bruit d'un charivari ridicule. Combattez-la avec d'autres armes que les phrases d'un avocat, que des lazzis ou des injures ; et surtout frappez fort, messieurs ! frappez sur elle à coups redoublés avec la massue de votre logique, car, je vous le dis vérité, le monstre a la tête dure.

§ XIII.

Il n'est pas impossible de renfermer dans une question de chiffres la question
relative à la valeur respective des deux thérapeutiques rivales.
Mais l'expérimentation comparative, qui doit décider cette question, ne peut
être concluante
qu'autant qu'on a égalisé de part et d'autre les chances de succès et de revers.

Il n'est pas impossible de renfermer, dans une question de chiffres, la question doctrinale qui doit décider de la valeur respective des deux thérapeutiques qui s'accusent réciproquement d'impuissance, et de faire sortir en peu de temps cette question d'une expérimentation comparative, faite et calculée de manière à ce qu'elle ne laisse aucun doute dans les esprits. Mais, pour y réussir, il ne faut pas obliger les partisans de l'une à ne se heurter que contre les difficultés les plus insolubles que la maladie peut opposer à la médication, tandis qu'on affecterait de ne confier aux partisans de l'autre que des malades en état de se rétablir par les seuls efforts de la nature. L'expérimentation comparative ne peut donner une solution doctrinale acceptable et devenir concluante qu'autant qu'elle est faite sur des éléments identiques, et qu'elle subit de part et d'autre, dans la mesure du possible dans l'espèce, les mêmes chances de succès et de revers. Or, cette expérimentation comparative se fait tous les jours pour les médecins qui ne traitent leurs malades que par la méthode homœopathique, en comparant les résultats qu'ils obtiennent avec ceux qu'ils obtenaient auparavant ; et elle se fait au profit de l'homœopathie, puisqu'elle n'ébranle pas leur conviction.

Cette expérimentation se trouve faite en comparant les résultats qu'ont obtenus, dans les hôpitaux de Paris et de la province, les médecins homœopathistes, à ceux qu'on obtient par la médecine des contraires.

Elle se trouve faite dans les divers établissements dont le personnel, en cas de maladie, reste invariablement soumis aux soins du médecin, et où des médecins homœopathistes ont été appelés à succéder à des médecins allopathes.

M. le docteur Tessier, de Paris, n'a perdu, en moyenne, pendant la durée de son service à l'hôpital Sainte-Marguerite, que du 9 au 10 pour % de ses malades, alors qu'on en perd, en moyenne, de 13 à 14 pour % dans tous les services allopathiques des hôpitaux de Paris.

M. le docteur Chargé, qui a été, pendant les années 1850, 1851, 1852, 1853 et 1854, médecin de la maison du Refuge à Marseille, n'a perdu en moyenne que 2, 95 pour % du personnel de l'établissement, tandis que le médecin allopathe, auquel il a succédé, avait perdu 4, 14 pour % pendant les années 1844, 1845, 1846, 1847, 1848, — et le 8, 76 pour % en moyenne, pendant les années 1841, 1842 et 1843, bien que le choléra n'eût pas sévi ni dans la ville de Marseille, ni dans cet établissement pendant ces trois années.

Dans toutes les maisons pénitentiaires de France, le chiffre de la mortalité a varié de tout temps du 5 au 6 pour % en moyenne. Elle n'a pas été moindre dans la colonie agricole et pénitentiaire de Beaurecueil près d'Aix (B.-du-Rhône), pendant les années 1854, 1855, 1856 et 1857 ; — mais depuis le 1er décembre 1857, nous avons été appelé à faire jouir des bienfaits de la médecine homœopathique tout le personnel de cet établissement, et le chiffre de la mortalité ne s'y est élevé, dans le courant de cette année, qu'à ⅓ pour %, bien que nous ayons eu à donner des soins à 608 malades ! (1)

Qu'on raisonne comme on voudra sur ces résultats, les faits et les chiffres sont là pour attester la puissance et la supériorité de l'homœopathie sur sa rivale. Si MM. les académiciens et les professeurs des écoles de médecine pensent que ces faits et ces chiffres ne sont que des résultats d'un hasard

(1) Nous n'avons eu qu'un seul mort sur un personnel de 300 sujets.

heureux, dont les chances ne doivent pas se reproduire, qu'ils se hâtent donc d'en administrer les preuves par des faits et des chiffres qui annulent la valeur de ceux-ci ; qu'ils mettent enfin la doctrine, dont nous défendons les droits et dont nous prônons les bienfaits, aux prises avec celle qu'ils enseignent et qu'ils propagent ; mais qu'ils les mettent aux prises, soit dans des hôpitaux où les chances de succès et de revers seront calculées avec équité au profit de l'une et de l'autre, soit dans des établissements dans lesquels ces chances ne peuvent varier en raison du caprice de ceux qui en composent le personnel ou en raison de circonstances qui vicient évidemment les rapports sur lesquels on doit fonder un jugement. Il ne faut pas qu'on s'obstine à établir la comparaison sur les résultats obtenus dans un établissement d'une certaine nature et qui remplit certaines conditions, à ceux obtenus dans des établissements d'une autre nature et qui remplissent des conditions meilleures ou pires ; il ne faut pas que l'on compare les résultats que l'on obtient dans une maison d'éducation pénitentiaire avec ceux que l'on obtient dans un collége, par exemple ; il ne faut pas que l'on compare les résultats que les uns auront obtenus dans un service d'hôpital de grande ville, où ne sont reçus que des malades affectés des maladies les plus graves et les plus fréquemment mortelles, à ceux que d'autres auraient recueillis dans un hôpital d'une localité rurale, où sont reçus, avec bienveillance et par charité, une foule de sujets affectés d'indispositions qui ne compromettent jamais la vie.

§ XIV.

Les expériences individuelles, n'ayant aucune valeur pour fonder la science,
comment on doit procéder à l'expérimentation comparative
des deux thérapeutiques .qui s'accusent réciproquement d'impuissance.

Nous admettons, avec nos adversaires, que les expériences
isolées, individuelles, ne prouvent rien pour la science, quel
qu'en soit le nombre et l'authenticité, attendu qu'elles prêtent
un égal appui aux argumentations les plus contradictoires. Ce
n'est qu'autant que les faits qui se contredisent on été recueillis en grand nombre, au milieu de circonstances aussi identiques que possible, qu'on peut s'arrêter sans erreur aux
résultats moyens les plus généraux qu'ils ont donnés. Ces
résultats généraux se trouvent, de la sorte, indépendants de
toutes les causes accidentelles et perturbatrices qui modifient
l'expression des faits individuels comparés les uns aux autres;
ils ne prêtent pas le flanc aux discussions qu'on peut élever
sur les circonstances fortuites qui ont pu altérer la valeur
d'un ou de plusieurs faits individuels. Les inégalités et les
différences de chaque fait particulier disparaissent quand
on compare dix, vingt et cent faits du même ordre, à dix,
vingt et cent autres de même nature, et qu'on ne demande
à ces faits que les résultats les plus généraux qu'ils peuvent
donner.

Par conséquent, si l'on veut donner à l'expérimentation
comparative des deux méthodes thérapeutiques en présence
une valeur concluante, qu'on organise avec bonne foi, dans un
même hôpital, au centre de Paris, des services parallèles,
comprenant un égal nombre de malades affectés de maladies
chroniques assez ordinairement rebelles aux traitements re-
commandés par la thérapeutique enseignée dans les écoles;

qu'on recueille, par exemple, dans l'un et dans l'autre de ces services des sujets affectés de scrofules avec ou sans gonflement des articulations, avec ou sans carie d'os, — de syphilis invétérées ou récentes, — d'asthmes et d'hydropisies qu'on puisse attribuer à des lésions organiques ou à des causes à peu près de même nature, — de phthisies turberculeuses, catarrhales ou autres, — de nodosités arthritiques, — d'affections graves ou invétérées de la peau, — de vomissements chroniques, — de diarrhées constitutionnelles, etc.

Qu'on organise aussi deux autres services, où seront recueillis, en nombre égal de part et d'autre, des sujets affectés des maladies aiguës les plus graves et les plus fréquemment suivies de la mort, telles que meningites, — encephalités, — pleuro-pneumonies, — hepatites, — péritonites, — croups, — fièvres typhoïdes, — fièvres nerveuses, — apoplexies, — cardites, etc., etc., etc.

Qu'on en organise même deux autres, où seront reçus des sujets atteints de maladies contre lesquelles les ressources de la thérapeutique des écoles sont évidemment impuissantes, de l'aveu de la plupart des médecins qui en ont fait le sujet de leurs écrits, et dont presque tous confient la guérison au temps, à l'âge, à la nature, etc., etc., telles que la plupart des maladies convulsives graves, les hypochondries, les cephalalgies hystériques et arthritiques anciennes, les constipations constitutionnelles, opiniâtres et invétérées, les leucorrhées jaunes, brûlantes et pruriantes, les puanteurs d'haleine, les pissements au lit, les hémorroïdes, les boutons, les éruptions et les rougeurs chroniques à la figure, les paralysies rhumatismales, etc., etc., etc.

Que l'on confie respectivement ces services parallèles à des praticiens consommés de l'une et de l'autre thérapeutique ; que ceux de ces médecins, qui doivent traiter leurs malades par les procédés de la médecine des écoles, soient choisis par l'Académie impériale de médecine ; que ceux qui seront chargés de faire valoir et triompher l'homœopathie soient choisis par la société médicale homœopathique de Paris, et qu'une commission, composée en nombre égal de médecins attachés à l'une et à l'autre méthode thérapeutique, soit chargée de composer et de surveiller ces services, de manière à égaliser, avec bonne foi et dans la mesure du possible, les chances de succès et de revers ! Pourquoi tarderait-on davantage ? Les plus chers intérêts de l'humanité sont en cause ; il ne s'agit de rien moins que de s'assurer, comme les homœopathistes le disent et le prouvent par les faits, s'il est bien vrai que chaque année trois cent mille hommes au moins, sur quatorze cent mille, succombent en France sous les pratiques plus cu moins meurtrières d'une thérapeutique qui agit sans principe dans le traitement des maladies. Les homœopathistes ne demandent à leurs adversaires que de la justice et de la bonne foi, — deux choses que ceux-ci leur ont refusées jusqu'à ce jour !

Qu'on procède donc au plus vite à cette expérimentation comparative, qui doit décider de la valeur de leur doctrine et de leurs moyens de guérison ; mais qu'on ne feigne pas, en s'y livrant, d'ignorer une chose que tous les médecins savent et comprennent de la même manière, savoir : que toutes les maladies se développent sous l'influence d'une multitude de conditions, dont les unes contribuent à rendre leur guérison plus ou moins probable, et les autres à entraîner, d'une manière plus ou moins certaine ou plus ou moins prompte, la mort des sujets ; que, par conséquent, il ne faut pas que l'on confie aux homœopathistes, ainsi que cela arrive généralement dans le monde, les malades qui subissent les pires conditions, et à leurs adversaires ceux qui peuvent guérir sans le secours des remèdes. Il faut que les événements indépendants de la médication, et qui décideront quelquefois de son succès, soient tout à fait fortuits, et n'aient pu être prévus d'avance ; ou, qu'ayant été prévus, ils aient été calculés et balancés, avec une rigoureuse impartialité, au profit comme au détriment des expérimentations rivales. A ces conditions, l'homœopathie ne

craindra pas de se poser en face de sa rivale avec la certitude
d'un succès assez éclatant pour dessiller les yeux de ses
adversaires les plus encroûtés.

N'est-il pas à désirer, comme on l'a dit avant nous,

Pour MM. les académiciens,

Pour MM. les professeurs des écoles,

Pour MM. les médecins en général,

Pour les homœopathistes en particulier,

Pour le gouvernement lui-même,

Pour le public,

Et pour les malades surtout,

que le principe supérieur, qui doit gouverner la thérapeutique, soit enfin découvert?

N'est-il pas à désirer même que ce principe soit la loi des
semblables ?

N'est-il pas à désirer même que cette loi, étant vraie de la
vérité la plus absolue, les savants n'éprouvent pas même le
besoin d'en chercher une seconde, une troisième peut-être ?

Vraie ou non, quand plusieurs milliers de médecins en
suivent déjà les errements, dans un pays éclairé comme
la France, n'est-il pas à désirer qu'elle soit enfin vérifiée par
le fait expérimental, de manière à mettre hors de doute et de
discussion sa valeur réelle et son importance ?

Dans quel intérêt éloignerait-on plus longtemps la solennelle
expérimentation comparative qui doit réduire au silence les
adversaires ou les partisans de l'homœopathie, mettre un terme
aux désolantes incertitudes des gens du monde relativement
à la confiance qu'ils doivent accorder à l'une des médecines
rivales, préférablement à l'autre, et fusionner enfin le corps
médical dans une admirable et puissante unité ?

§ XV.

Pour quels motifs les médecins praticiens n'adoptent pas l'homœopathie, bien qu'ils soient convaincus de l'insuffisance des doctrines thérapeutiques dont ils suivent les préceptes.

Telle est notre conviction, que si beaucoup de médecins ne renoncent pas aux dangereuses aberrations dans lesquelles les entraînent les hypothèses qui servent de fondement à leurs méthodes de guérison, c'est qu'ils n'en comprennent pas le danger, bien qu'ils soient persuadés de leur inutilité ; et si les mieux intentionnés et les plus intelligents ne se préoccupent pas de la nécessité de façonner leur esprit aux exigences de la médecine homœopathique, c'est qu'ils la trouvent hérissée de trop de difficultés. Ces difficultés sont, en effet, une des causes qui font que l'homœopathie ne s'achemine qu'avec lenteur à la conquête des bons esprits qui cultivent l'art de guérir. Tous ceux qui se sont donné la peine de l'étudier sérieusement, de manière à la comprendre, sont convaincus de son excellence ; mais quelques-uns, ne se sentant pas suffisamment enseignés pour en utiliser les procédés et les moyens, ne lui rendent pas la justice qu'elle mérite. On ne doit pas en être surpris : toute adhésion de leur part aux procédés de guérison qu'elle conseille, ne pouvant être que la condamnation la plus explicite de ceux qu'ils mettent en usage, leur intérêt leur commande d'affecter l'incrédulité. Question de boutique ! Nous en connaissons qui consentiraient bientôt à ne plus se montrer hostile, si la simple lecture des livres, dans lesquels elle est exposée, leur permettait d'en saisir d'emblée et sans efforts tous les principes, et de les mettre en pratique sans difficulté et sans travail, avec autant de succès que le font ceux qui ont consacré dix et vingt ans à l'étudier et à l'expérimenter. Ceux-là font le rêve des esprits paresseux et superficiels, qui désirent en même temps être initiés aux secrets de la science et se soustraire aux études sérieuses qu'elle nécessite. Ne pouvant réaliser ce rêve, ils ne cessent de se plaindre que les livres d'homœopathie sont inintelligibles, ou qu'ils ne leur donnent que des notions vagues sur la médecine mystérieuse qu'ils prétendent leur enseigner.

Nous comprendrions l'éloignement que les uns et les autres affectent d'éprouver pour l'étude et pour l'expérimentation pratique de cette doctrine, s'ils pouvaient rendre à la thérapeutique, dont ils suivent les errements, cette justice : qu'étant fondée sur des principes incontestables et reconnus pour tels par tous les savants qui se sont succédé depuis les temps les plus reculés, il est absurde d'en chercher de plus compréhensifs et de plus directement applicables à la guérison des maladies. Mais ils ne peuvent justifier leur éloignement ou leur répugnance par une pareille allégation. L'absence de tout principe supérieur, sous l'égide duquel on puisse abriter la pratique médicale est un fait reconnu par les meilleurs esprits de tous les siècles, et les célébrités de notre époque conviennent que deux mille ans de travaux et de recherches n'ont pu y suppléer encore.

Hippocrate disait : « Un médecin prescrit une diète sévère, » un autre permet les aliments ; survient un troisième qui » les défend, de sorte qu'il n'est pas étonnant qu'on dise alors » que la médecine ressemble à la science des augures. »

Boërrhaave déclare formellement que « quand on compare » le bien qu'a procuré aux hommes une poignée de vrais fils » d'Esculape, et le mal que l'immense quantité de médecins a » fait au genre humain, depuis l'origine de l'art jusqu'à ce » jour, on arrive à cette conclusion qu'il serait plus avanta- » geux qu'il n'y eût jamais eu de médecins dans le monde. »

Sthall s'est appliqué à prouver dans ses écrits que « traiter » les maladies par les contraires était un principe faux et

» absurde. » Il a évalué à sept sur dix le nombre des malades qui succombent sous l'action des médicaments administrés d'après ce principe.

P. Frank regardait les médecins comme dangereux, et invitait les gouvernements à les rendre responsables des meurtres qu'ils commettent, en administrant inconsidérément les poisons les plus actifs à des doses qui suffiraient pour donner la mort aux sujets qui jouissent de la santé.

Girtanner a affirmé « qu'après avoir longtemps médité sur » la valeur des théories médicales, il n'avait trouvé dans » ces théories qu'un amas de sophismes. »

Le professeur Bordeu répétait, avec un médecin de Toulouse, que, « dans les maladies ordinaires, les gardes-malades en » savent autant que les médecins, et que dans les extraordi- » naires les médecins n'en savent pas plus que les gardes- » malades. »

Bichat, à son tour, ne parle qu'avec dédain de la thérapeu- tique dans laquelle il ne voit « qu'un incohérent assemblage » d'opinions elles-mêmes incohérentes, et dont il trouve la » pratique rebutante et indigne d'un homme raisonnable. »

Hippocrate, Boërrhaave, Sthall, P. Frank, Girtanner, Bordeu et Bichat sont comptés parmi les princes de la science médicale que les siècles nous ont léguée.

Les médecins de nos jours doivent-ils être plus satisfaits des progrès que les modernes ont fait faire à la thérapeutique ? Ecoutons, à ce sujet, les aveux des sommités des académies et des écoles officielles.

Broussais a dit, en 1830 : « La médecine a été jusqu'à ce » jour plus nuisible qu'utile à l'humanité, et n'a rendu à » l'homme souffrant d'autre service que celui de le bercer » d'un chimérique espoir. » Broussais a répété ce que disait, cent vingt ans avant lui, le célèbre Boërrhaave.

Le professeur Louis prétend « avoir expérimenté tour à » tour toutes les méthodes curatives, et n'en avoir obtenu que

» des résultats déplorables. » C'est ce qu'avait dit, cinquante ans avant lui, le professeur helvétique Girtanner.

Le professeur Magendie soutient « que la maladie suit le » plus habituellement sa marche sans être influencée par la » médication dirigée contre elle, et que c'est dans les services » où la médecine est plus active que la mortalité est plus con- » sidérable. »

Le professeur Rostan trouve « qu'aucune science humaine » n'est infectée de plus de préjugés que la thérapeutique ; que » chaque dénomination de classe de médicament, que chaque » formule même y est, pour ainsi dire, une erreur. »

Le professeur Bouillaud accuse formellement la thérapeu-tique « d'être restée stationnaire jusqu'à ce jour ; et avoue que » des confrères lui ont demandé tout bas, à l'oreille, si, de » bonne foi, il croyait à la thérapeutique ; que, selon eux, la » médecine doit être assimilée à la science des augures, qui » ne pouvaient se regarder sans rire. »

Le professeur Velpeau appelle les révulsifs, tels que sina-pismes, vésicatoires, cautères, etc., « les dernières ressources » de l'ignorance qui ne sait que faire et de la science à bout » de moyens. » (Avis aux hommes intelligents.)

Le professeur Piorry s'indigne contre les médecins qui, « pour ne pas paraître inactifs auprès de leurs malades et » pour faire seulement *quelque chose*, s'évertuent à promener » des sinapismes et des vésicatoires sur la surface de la peau » des sujets voués à une mort certaine, ou à leur appliquer » des sétons et des moxas, qu'il appelle des instruments de » torture, que les lois humanitaires ont banni des arrêts de » la justice. »

Le professeur Lordat appelle la saignée coup sur coup, au moyen de laquelle Broussais et ses partisans prétendent guérir toutes les maladies aiguës, « le knout de la thérapeutique. » « Elle met, dit-il, ceux qu'elle n'a pas tués dans l'impossibilité » de présenter des symptômes pendant quelque temps ; mais,

» tout comme les Russes ainsi fustigés retombent souvent dans
» la faute qui leur avait mérité cette punition, de même
» l'affection qui avait donné lieu à la saignée reproduit les
» mêmes symptômes dès que le système a assez de force pour
» les former. »

L'académicien Bousquet affirme que « ni les saignées ni les
» révulsifs les plus irritants ne sauraient imprimer à l'inflam-
» mation la mobilité qu'elle n'a pas et l'obliger à changer de
» place. On ôterait, dit-il, à un malade tout son sang, on
» rubéfierait toute la surface de son corps, qu'on ne parviendrait
» pas à trancher le cours de la plus petite inflammation. Si
» l'on en doute, qu'on en juge par les phlegmasies de l'extérieur,
» mais qu'on ne profite pas de l'obscurité qui couvre celles de
» l'intérieur pour accréditer une opinion sans fondement. »
Est-ce clair ?

Ce ne sont pas les homœopathistes qui disent que *la médecine doit être assimilée à la science des augures; — qu'elle
ne rend à l'homme souffrant d'autre service que celui de le
bercer d'un chimérique espoir ; — que c'est dans les services
où elle est plus active que la mortalité est plus considérable ;
— qu'il faut évaluer à sept sur dix le nombre des malades
qui succombent sous l'action des médicaments qu'elle emploie,*
etc., etc. Ce sont les professeurs Broussais, Louis, Magendie,
Rostan, Bouillaud, Velpeau, Piorry, Lordat, Bousquet, qui
comptent parmi les praticiens les plus recommandables par
leurs lumières, et dont les doctrines n'aboutissent qu'à la négation de cette thérapeutique à laquelle les praticiens de nos
villes accordent ou feignent d'accorder une confiance ridicule.

§ XVI.

Les médecins les plus illustres ne sont pas seulement unanimes pour condamner la thérapeutique ; ils le sont aussi pour avouer que la médecine n'a jamais été constituée à l'instar des sciences fondées sur de vrais principes.

Ce n'est pas seulement la thérapeutique, c'est la science médicale, considérée dans son ensemble, que les médecins les plus célèbres accusent d'être une science mal faite, et dans laquelle on ne part d'aucun principe pour arriver aux conséquences sur lesquelles on fonde les règles à suivre pour obtenir la guérison des maladies, guérison qui en est le but et le terme. Écoutons encore, à ce sujet, Hippocrate et ses successeurs :

« Il est difficile, a dit Hippocrate, de formuler en médecine
» une affirmation raisonnée (*judicium difficile*) et l'expérience
» elle-même n'y est qu'un sentier ouvert à l'erreur (*experientia*
» *fallax*) ! »

Baglivi prétend « que la science médicale n'est qu'un cloaque
» dans lequel sont entassés tous les systèmes et toutes les
» théories que les différentes écoles ont cherché à mettre en
» crédit (*medicina omnium theoriarum systematumque ac*
» *sectarum sentina est*). »

Sydenham, l'Hippocrate anglais, soutient que « la médecine
» est bien plutôt l'art de disserter sur des bagatelles que celui
» de guérir les malades (*medicina potius ars reverà confa-*
» *bulandi garriendique, quàm medendi*). »

Broussais a dit, dans son *Examen des doctrines médicales* :
« La confusion, la contradiction, l'arbitraire et l'ABSURDITÉ
» ont constamment été les caractères des explications systé-
» matiques des médecins..... Aucune doctrine n'ayant été
» sévèrement déduite de faits bien observés, la médecine a

» marché jusqu'à ce jour au milieu des ténèbres et de la
» confusion. »

Le professeur Andral écrivait, en 1829, dans le journal
hebdomadaire : « La médecine, au lieu de présenter un
» ensemble de connaissances, en est à ne présenter à peu près
» autre chose, dans son étude, qu'une série de questions à
» discuter et de problèmes à résoudre. »

Le professeur Marchal de Calvi écrivait, en 1855, dans le
journal *la France médicale*, ces mémorables paroles : « Il n'y
» a plus en médecine NI PRINCIPE, NI FOI, NI LOI. Nous construi-
» sons une tour de Babel, ou plutôt nous n'en sommes pas là,
» nous ne construisons RIEN. Nous sommes dans une vaste
» plaine où se trouve une multitude de gens, ceux-ci portant
» des assises, ceux-là des cailloux, d'autres des grains de
» sable, mais PERSONNE NE SONGE AU CIMENT. NULLE PART LE
» TERRAIN N'EST CREUSÉ POUR RECEVOIR LES FONDATIONS DE L'ÉDI-
» FICE, ET QUANT AU PLAN GÉNÉRAL DE L'ŒUVRE, IL N'EST PAS MÊME
» ESQUISSÉ. En d'autres termes : les recueils fournissent des
» faits dont la plupart se reproduisent avec la plus fastidieuse
» monotonie, et on appelle cela des faits d'observation, des
» faits cliniques ! Une foule de travailleurs tournent et retour-
» nent des questions particulières de pathologie ou de théra-
» peutique, et l'on appelle cela des travaux originaux ! La
» masse de ces travaux et de ces faits est énorme, à tel point
» qu'il n'y a pas de lecteur qui puisse y suffire. MAIS PERSONNE
» N'A DE DOCTRINE GÉNÉRALE !

Sales-Girons s'est écrié, à son tour, dans *la Revue médicale*,
du 15 décembre 1856 : « Que sommes-nous pour faire la
» critique de quoi que ce soit ? OU EST NOTRE CRITERIUM DE VÉRITÉ
» POUR JUGER UNE ERREUR ? OU EST NOTRE DOCTRINE ? où est notre
» école ? où est notre faculté ? où est notre médecine, en un
» mot, pour juger quoi que ce soit qu'on appellerait MÉDECINE ? »

Finissons, car mille pages ne suffiraient pas pour contenir
tout ce que les écrivains anciens et modernes ont écrit sur ce
sujet.

Que prouvent aux médecins de bonne foi et aux gens du monde toutes ces citations? Que la médecine n'a jamais suivi, depuis Hippocrate jusqu'à nos jours, les véritables voies de la science; que, depuis les temps les plus reculés, les plus grands médecins ont été ceux qui ont confessé, avec plus de sincérité dans leurs écrits, l'insuffisance, l'inutilité et le danger même de toutes les doctrines médicales; et que les meilleurs esprits de notre époque avouent que la science qu'ils enseignent et qu'ils propagent n'existe pas avec les caractères les plus élémentaires d'une vraie science, et n'est pas plus avancée aujourd'hui qu'au temps d'Hippocrate. Le but des paroles de MM. Andral, Marchal de Calvi et Sales-Girons est d'élever des plaintes sur ce qu'il n'y a en médecine ni principe généralement compris et compris par tous les médecins de la même manière, ni doctrine générale renfermant le germe de tous les développements que cette science comporte. Ces savants ont voulu faire comprendre aux médecins de nos jours que la médecine n'est encore, comme l'a dit Baglivi, « qu'un cloaque » dans lequel sont entassés des systèmes et des théories qui ne » reposent que sur des idées préconçues, et qu'il est urgent de » travailler sérieusement à lui donner une constitution scienti- » fique. » Ils ont voulu nous faire entendre que, bien que l'hypothèse ait parcouru dans tous les sens le domaine des faits médico-biologiques, l'observation, la comparaison, l'induction et l'analyse n'y ont mis en lumière aucune vérité fondamentale propre à guider l'entendement pour lui faire découvrir le vrai et le faux, soit dans les faits, soit dans les propositions qui ne sont pas assez distinctement conçues pour être affirmées comme évidentes par elles-mêmes. Il est tellement vrai que la pratique médicale est organisée de nos jours en contre-sens de la logique, que les médecins ont pris pour devise : *medicina tota in observationibus*, comme pour faire croire aux gens du monde que la science peut n'être qu'un pêle-mêle de *faits* épars dans les livres, et non une combinaison d'*idées*, à travers lesquelles on découvre les procédés propres

à soustraire l'entendement au joug des faits individuels, *medi_
cina tota in observationibus !* Ils feignent d'ignorer que la
science repose sur des principes, que ces principes ne sont
que des IDÉES qui généralisent les faits au plus haut degré,
lesquels faits généralisés de la sorte perdant leur individualité,
ne sont plus des faits dans le sens de la devise, mais des faits
intellectuels qui deviennent indépendants des applications
pratiques que ces IDÉES gouvernent, bien que celles-ci n'entrent
dans l'esprit, et que l'esprit ne les accepte qu'autant qu'elles
représentent les *faits physiques* que l'observation constate.

Il nous serait facile de prouver encore que les savants de
nos jours ont parfaitement compris l'insuffisance et l'inutilité
de toutes les doctrines médicales qu'ils enseignent, et qu'ils
ne se rattachent à aucune. Il nous suffirait de compulser les
comptes rendus de·leurs académies, en indiquant nominative-
ment, d'une part, ceux qui font la guerre à l'humorisme, au
solidisme, au vitalisme, à l'organicisme, à l'animisme, etc.,
et, d'autre part, ceux qui repoussent la saignée, les purgatifs,
les excitants, les narcotiques, les débilitants, etc., appliqués
précisément à des cas où les autres les regardent comme
héroïques. Nous trouverions sans doute, à l'appui de cette
thèse, les citations les plus curieuses ; et peut-être, en montrant
les divergences des hommes les plus éminents dans l'art de
guérir, au sujet de toutes les doctrines et de toutes les méthodes
curatives, nous parviendrions encore à convaincre les hommes
intelligents que les médecins qui les entourent se mettent sans
cesse en contradiction avec ce que renferment leurs livres,
alors qu'ils s'évertuent à leur persuader que les ressources
dont ils disposent, pour effectuer la guérison des maladies,
jouissent d'une efficacité quelconque.

§ XVII.

Vices de la méthode que les médecins ont adoptée pour constituer
la science médicale.
Erreurs dans lesquelles sont tombés les vitalistes, les organiciens et les animistes
de toutes les nuances en suivant cette méthode. Résultat de leurs travaux.

Il est donc rigoureusement vrai de dire que la médecine
n'a jamais suivi les véritables voies de la science. Elle ne les
a jamais suivies, en premier lieu, parce qu'elle a été cultivée
par les faits et pour les faits ; les savants n'ayant jamais cherché
à s'entendre sur les principes auxquels ils devaient les rattacher,
et à fixer celui qui les contient tous et qui les résume. Ils n'ont
pas même cherché à déterminer la loi en force de laquelle on
pouvait répéter et reproduire, dans la mesure du possible,
dans l'espèce, ceux qui ont un degré d'utilité inconstestable.
On a recueilli ces faits en telle abondance, qu'*il n'y a plus
aujourd'hui de lecteur qui puisse y suffire*, comme l'a dit
M. Marchal de Calvi, et que, ne pouvant les rattacher à des
principes invariables et d'une application facile, il est devenu
impossible aux meilleurs esprits d'y faire pénétrer la lumière,
vu la diversité qu'ils affectent. Il en résulte qu'on est encore
aujourd'hui, après vingt-trois siècles de travaux et de recherches, condamné à les grouper d'après certaines ressemblances
grossières, à travers lesquelles on ne découvre que des idées
générales sans valeur, qui ne se rattachent elles-mêmes à
aucune idée plus générale et fondamentale, c'est-à-dire, à
aucun principe de coordination rigoureuse.

En second lieu, la médecine n'a jamais suivi les véritables
voies de la science, parce que, non-seulement les médecins
n'ont jamais cherché à s'éclairer des lumières de la philosophie,
mais qu'ils non pas même demandé à cette science des sciences,

avec le dessein de s'y conformer, quelles étaient les conditions auxquelles ils devaient soumettre les faits médico-biologiques pour en faire un corps de doctrine. Il suffit de lire les livres de médecine pour se convaincre que la plupart des écrivains qui les ont conçus ont ignoré les avantages qu'ils auraient pu retirer de ces lumières. On voit qu'ils ont épuisé leurs forces à élever des conceptions sur la vie, sur la santé, sur la maladie, sur le médicament et sur le remède, sans se préoccuper de la nécessité de fixer les conditions auxquelles ils devaient se soumettre, afin que chacune d'elles pût répondre à l'idée d'une science vraiment constituée en principe. Cette négligence a été cause que toutes ces conceptions, bien qu'elles reposassent sur une idée générale, ont manqué d'unité, parce que cette idée générale, ne se rattachant à aucune idée plus générale, ces conceptions n'ont été rattachées elles-mêmes à aucune conception plus générale et plus unitaire propre à les relier en un corps de doctrine. Les auteurs de ces conceptions ont parfaitement compris que les idées de vie, d'organisme, de santé, de maladie, de médicament et de remède étaient les idées générales auxquelles se rattachent tous les faits médico-biologiques et sur lesquelles devait être fondée la science de ces faits. Mais là se sont bornés leurs efforts de généralisation. Ceux qui ont tenté de pénétrer le sens supérieur de ces idées et de découvrir le principe qui les lie — tels sont les vitalistes de l'école de Montpellier — sont tombés dans l'erreur, bien qu'ils en aient saisi le principe d'unité, parce qu'ils n'ont pas compris les rapports de ce principe avec les idées de médicament et de remède, lesquelles ne sont pas moins nécessaires à la constitution de la science médicale que celles d'organisme, de santé et de maladie. Ils sont tombés dans l'erreur, mais ils ont placé une assise sur laquelle les générations futures seront obligées de construire, si elles veulent élever sur une base inébranlable l'édifice de la science médicale.

Les organiciens ou anatomo-pathologistes et les animistes de toutes les nuances ont aussi tenté de pénétrer le sens supérieur des idées de vie, d'organisme, de santé, de maladie, de médicament et de remède ; mais les uns et les autres sont également tombés dans l'erreur ; les premiers, en rapportant toutes ces idées à l'idée de l'organisme, les seconds, en les rapportant à l'idée de l'âme, les uns et les autres en voulant faire, soit de l'idée de l'organisme, soit de l'idée de l'âme, la pierre angulaire de leur édifice médical. Nous avons essayé de montrer, dans un autre écrit (1), dans quelles erreurs palpables et grossières sont tombés les organiciens. Nous y renvoyons les lecteurs désireux d'apprécier la justesse de notre critique, et nous nous contentons ici de signaler l'erreur fondamentale de l'animisme.

L'IDÉE DE L'AME étant l'*idée du principe* qui distingue l'homme des autres êtres vivants, est l'*idée principe* de la science dans laquelle on étudie la nature de l'homme, son origine, sa raison d'être, sa destinée et toutes les facultés par lesquelles il se distingue des autres êtres organisés et vivants.

Vouloir circonscrire la science médicale dans l'idée de l'âme, en ramenant à ces idées les idées de vie, d'organisme, de santé, de maladie, de médicament et de remède, c'est tomber évidemment dans l'erreur.

Les faits de vie, de santé, de maladie, de médicament, de remède et d'organisme, sont des faits communs à tous les êtres organisés vivants, qu'ils aient ou qu'ils n'aient pas une âme. Le simple bon sens suffit pour attribuer ces faits au principe qui fait vivre ces êtres, au principe qui fait qu'ils naissent, qu'ils se développent, qu'ils jouissent de la santé, qu'ils manifestent les phénomènes de la maladie, de la guérison, et qu'ils meurent, et non au principe qui fait que l'homme pense, raisonne, juge, est un être moral et libre. L'animisme blesse donc les notions les plus élémentaires du sens commun.

(1) *Éléments de philosophie médicale* — ou théorie fondamentale de la science des faits médico-biologiques. — Paris. Germer Baillière, éditeur, rue de l'École de médecine, 17.

Mais ce n'est pas tout ; l'animisme blesse également, de la manière la plus évidente, les notions fondamentales de la méthode scientifique.

En effet, cette méthode nous enseigne qu'on ne fait de la science ni avec des *faits* ni avec des *mots*, mais avec des IDÉES, qui représentent des faits et que des mots représentent, et qu'on la fait quand on réussit à lier ces *idées* de la même manière que les *faits* qu'elles représentent se trouvent liés dans la nature.

La question que nous élevons contre les animistes n'est pas de savoir si l'âme est ou non, dans l'homme, simultanément le principe des actes physiologiques, pathologiques et thérapeutiques et des opérations de l'entendement ; si l'âme de l'homme diffère de celle des bêtes, si elle est en même temps consciente dans l'accomplissement de ces opérations, inconsciente dans l'exécution des actes vitaux. Nous ignorons ces choses, et, en ce qui les concerne, nous ferons aux animistes toutes les concessions qu'ils exigeront, si ces concessions peuvent être utiles à la défense de leur erreur. La question pour nous est de savoir si on peut élever la science médicale sur L'IDÉE DE L'AME, si cette idée est l'IDÉE PRINCIPE des idées de vie, d'organisme, de santé, de maladie, de médicament et de remède ; si, à l'aide de cette IDÉE PRINCIPE, celles-ci peuvent se lier, s'amalgamer, se nuancer de mille et mille manières, et découvrir tous les rapports nécessaires pour édifier la science de tous les faits qui se rangent sous la rubrique de ces six idées.

Or, à ce point de vue, le seul qui intéresse la science médicale, il est indubitable que l'animisme de toutes les nuances blesse les principes les plus élémentaires de la méthode philosophique.

Les animistes parviendraient à prouver, jusqu'à l'évidence, que l'âme dirige simultanément dans l'homme les phénomènes vitaux, les opérations de l'entendement et les actes moraux, qu'ils seraient toujours obligés de donner pour principe, à la science des actes moraux, l'idée du devoir, à celles des opérations de l'entendement, l'idée de l'esprit, et à celle des phénomènes physiologiques, l'idée de la vie.

On ne peut rapporter à l'idée de l'âme que les faits dont l'idée de l'homme est rigoureusement inséparable. Or, l'idée de l'homme n'est pas inséparable des idées de vie, d'organisme, de santé, de maladie, de médicament et de remède, puisque les faits qui se rangent sous la rubrique de ces idées sont des faits communs aux animaux et aux végétaux, que ces faits ont dû se manifester alors même que l'homme n'existait pas encore sur la terre, puisqu'il a été créé après eux.

Ces réflexions sur le vitalisme et l'animisme suffisent pour faire comprendre aux hommes intelligents pourquoi les conclusions auxquelles se sont arrêtés les vitalistes, les organiciens et les animistes, et que ceux-ci ont pris pour des vérités fondamentales, n'ont été que de simples rapports dont le principe détruit de fond en comble les théories et les doctrines auxquelles ces conclusions servent de fondement. En suivant cette marche opposée à la bonne méthode de philosopher, ils ont fait de la médecine une de ces sciences qui n'ont, comme l'a dit Laromiguière, « ni principes arrêtés, » ni méthode constante, qui changent de nature et de forme » au gré de ceux qui les professent, où chaque auteur pose les » questions à sa manière, dispose la langue selon ses besoins » ou selon sa fantaisie, trouve des moyens de preuve dans » des principes qui ne sont qu'à lui, et croit de bonne foi que » tout le monde doit se rendre à l'évidence, à son évidence. »

§ XVIII.

État actuel des esprits.
Les savants sont indifférents à l'égard de l'homœopathie, parce qu'ils le sont
à l'égard de toutes les doctrines médicales.
Ils sont éclectiques, mais leur éclectisme n'est qu'un scepticisme déguisé.
Avantages que les homœopathistes tirent de cette indifférence.
Cet état de choses ne peut durer.

A voir l'indifférence avec laquelle les académiciens et les professeurs des écoles de médecine ont accueilli jusqu'à ce jour les livres de Hahnemann et les nombreuses publications de ses disciples, on dirait qu'il y a chez eux le parti pris d'arrêter les progrès de la science médicale, et d'immobiliser les doctrines et les théories hypothétiques qu'ils accusent d'avoir entassé erreur sur erreur. Fatigués par le nombre des théories que les siècles leur ont léguées, ils devraient aspirer à en découvrir une à laquelle ils pussent se rattacher ; mais ils sont devenus sceptiques par lassitude, et, après s'être familiarisés avec toutes ces doctrines, qui n'offrent aucun point d'appui à leur raison, ne sachant à laquelle se rattacher, ils ne se rattachent à aucune. Ils sont éclectiques, parce que l'éclectisme est pour eux un système qui ne les oblige à subir l'influence d'aucun principe. Ils sont éclectiques, mais il faut bien se garder de leur demander ce qu'est l'éclectisme, qui n'est fondé sur aucun principe et qui prétend rester dans le domaine des faits pratiques et des rapports hypothétiques de ces faits, sans soumettre à l'analyse ces faits et ces rapports, et sans remonter à leur cause pour en raisonner. Ils sont éclectiques, parce qu'ils veulent être libres de se créer à eux-mêmes leur propre système qu'ils bâtissent avec des idées qui se heurtent et se contredisent dans leur esprit, et n'être jamais mis en demeure de se prononcer sur la valeur d'une doctrine qui serait fondée sur un principe auquel ils seraient tenus de rapporter les termes de leurs raisonnements. L'avantage qu'ils tirent de leur éclectisme, c'est de pouvoir laisser toutes les doctrines se produire en liberté dans leurs académies et dans leurs écoles, sans avoir à se préoccuper de leur valeur ; c'est de pouvoir accepter sans difficulté, le cas échéant, la discussion sur toutes les idées conventionnelles qui constituent les notions fondamentales de ces doctrines, sans être obligés d'en contrôler la valeur et d'en chercher le principe ; c'est de pouvoir se livrer *ad libitum,* sur un sujet quelconque, à une suite de raisonnements sans termes, qui sont, par ce fait, à l'abri de toute réfutation sérieuse ; c'est, enfin, de pouvoir supporter, sans en être touchés, tous les coups qu'on porte à leur enseignement et à leurs théories.

Cette situation d'esprit étant celle de la plupart des membres du corps médical, on ne doit pas s'étonner que les disciples de Hahnemann, profondément convaincus de l'excellence et de la supériorité de la doctrine de leur maître, aient pu, sans opposition sérieuse, avouer d'abord le projet de faire subir à la thérapeutique une transformation radicale, se servir plus tard, sans se soustraire aux préoccupations de la pratique médicale, des armes du raisonnement et des résultats de leur expérience, pour engager la lutte contre les idées systématiques qui règnent en souveraines dans la science médicale, et montrer même, avec une affectation qui a excité la colère de leurs adversaires, le défaut de la cuirasse des doctrines officielles, l'inconséquence, le ridicule et le danger même des pratiques de guérison qu'elles conseillent. *Deus illis hæc otia fecit !* Le silence de leurs adversaires a été un silence providentiel, nécessaire à la libre manifestation d'une grande vérité qui renverse de fond en comble, en thérapeutique, tout ce que les siècles ont édifié.

Mais cet état de choses peut-il durer plus longtemps ? Un demi-siècle s'est écoulé depuis que cette vérité est descendue du ciel pour faire sa place dans le monde. Le mouvement des idées qu'elle a réussi à faire prévaloir, en les éclairant d'une vive lumière, s'est fait sentir dans les quatre parties du monde civilisé. En France, dans le moment même où ces idées paraissaient devoir succomber sous les coups des lazzis les plus ingénieux, des injures les plus grossières ou des machinations les plus infernales, elles prenaient sur vingt points à la fois, par des publications sérieuses, un empire définitif sur les erreurs qu'elles renversent. De la région des faits pratiques, ces idées se sont élevées à la région des principes, sans abandonner leur caractère révolutionnaire ! Donc cet état de choses ne peut pas durer plus longtemps ! que la doctrine des disciples de Hahnemann soit une erreur ou qu'elle soit une vérité, peu importe, l'intérêt et la haute position des académiciens et des professeurs des écoles officielles leur commandent d'interroger sans prévention les divers faits qu'elle étale sous leurs yeux depuis soixante ans. Ces faits prouvent que depuis qu'elle a fait son entrée dans le monde scientifique, elle n'a pas cessé de donner des preuves de sa virilité. Non-seulement elle a multiplié ses conquêtes parmi les membres du corps médical, malgré le silence et le dédain avec lesquels elle a été accueillie par ceux qui en composent les sommités, mais elle a fait naître la confiance et le dévoûment des gens du monde, au point de trouver, comme l'a dit le docteur Peschier, *un prosélyte et souvent un disciple dans chaque malade qu'elle guérit ou qu'elle soulage.*

§ XIX.

Il incombe aux académiciens de trouver de vrais principes pour étayer leurs
doctrines, ou d'accepter ceux qui leur sont offerts par les homœopathistes.
Leur silence les perd au lieu de les servir.
Leurs négations ne sont pas des preuves. Leurs négations et leur silence
sont sans excuse.

Cet état de choses ne peut donc pas durer. En présence de
cette doctrine, il faut de deux choses l'une, ou que les académiciens et les professeurs des écoles de médecine cherchent et
trouvent enfin de vrais principes pour étayer leurs doctrines
et renverser celle des disciples de Hahnemann, profondément
incompatible avec les leurs, ou qu'ils acceptent celle-ci. En se
condamnant au silence, ils gardent une attitude qui n'est pas
digne d'un corps savant. Ils laissent croire aux praticiens de
nos villes (plusieurs nous en ont fait l'aveu) et au public
intelligent que les principes sur lesquels repose l'homœopathie
sont inattaquables, et qu'étant destinés à détrôner ceux qu'ils
cherchent à faire prévaloir dans leur enseignement, le silence
est la seule ressource dont ils disposent pour les défendre.
En s'effaçant de la sorte, ils abdiquent leurs droits à la supré-
matie de la science, et, qu'elles soient vraies ou fausses, ils
frappent de stérilité leurs propres doctrines. Ce qu'il y a de
plus déplorable en cela, ce n'est pas cette abdication et ce
silence.... mais c'est que si, par hasard, la doctrine qu'ils
dédaignent ou qu'ils redoutent est préférable aux leurs, et
qu'il soit vrai que les homœopathistes guérissent, comme ils
en affichent carrément la prétention, mieux, plus, plus vite,
et par une voie plus sûre et plus douce qu'ils ne le font et
qu'ils n'enseignent de le faire dans leurs écoles, plus ils
persistent dans leurs erreurs, et plus ils se mettent dans la

nécessité d'y persister encore. Ne voulant pas être accusés d'avoir laissé bien souvent succomber à des indispositions d'une médiocre importance des malades dont ils ont aggravé l'état par leurs traitements irrationnels, inopportuns et incendiaires, et qui auraient été guéris avec promptitude par la méthode thérapeutique dont ils ont écarté les ressources, sans s'être donné la peine d'en calculer la valeur, ils se mettent dans la nécessité de fausser leur esprit et leur jugement en s'évertuant à défendre l'erreur par l'erreur !.....

La science a cherché pendant deux mille ans la vérité thérapeutique avec un zèle infatigable, n'est-il pas à désirer qu'elle soit enfin découverte ? si elle ne l'est pas, peut-on dire qu'elle ne le sera jamais ? si elle peut l'être, est-il impossible qu'elle le soit déjà ? est-il impossible que cette vérité soit la *loi des semblables ?* Nous ne nous adressons aux académiciens et aux professeurs des écoles qu'en les priant de s'éclairer des lumières du sens commun. Les médecins qui font de cette *loi* la règle de leur conduite dans le traitement de toutes les maladies, affirment qu'elle suffit pour diriger leur pratique médicale, et qu'elle leur permet de guérir plus, mieux, plus vite et d'une manière plus sûre et plus douce qu'ils ne le faisaient avant qu'elle leur servît de flambeau. Les médecins qui ne connaissent ni la doctrine à laquelle cette loi sert de fondement, ni les procédés que cette doctrine conseille, ni les moyens qu'elle utilise, nient l'affirmation de leurs adversaires sans déduire les motifs de leurs négations. Cependant cette doctrine existe : elle est écrite, développée à divers points de vue, étayée de faits et de preuves ; ses partisans sont disposés à en discuter les conditions et à la défendre. Quelle est, pour tout homme intelligent, la portée de la négation qu'on leur oppose ? Nous nous adressons toujours aux académiciens et aux professeurs des écoles, en les priant de s'éclairer des lumières du sens commun. Dans un autre écrit nous les avons appelés, avec un courage qui certainement dépasse nos forces, sur le

terrain de la science pure (1). Leur convient-il de persister
dans cette négation? Dans quel but? Se trouveraient-ils froissés
aujourd'hui de n'avoir pas été les premiers à comprendre la
haute importance des découvertes de Hahnemann, bien qu'elles
aient déjà fait le tour du monde? Tant d'autres les ont imités
en cela, qu'ils ont encore quelque gloire à recueillir en frayant
le chemin de la vérité aux retardataires. Reculeraient-ils par
hasard devant les études nouvelles et sérieuses qu'exige la
doctrine fondée sur ces découvertes et devant les patientes
investigations empiriques qu'elles nécessitent? Tant d'autres
s'y sont livrés avant eux avec succès, qu'il y aurait pusilla-
nimité de leur part à douter de leur aptitude et de leur capacité!
Il peut arriver que la loi des semblables ne soit qu'une fiction
de l'esprit, ainsi qu'ils feignent de le croire; que tardent-ils à
en administrer les preuves! Il peut arriver que cette loi ne
porte pas le cachet d'universalité que lui attribuent les disciples
de Hahnemann, mais que néanmoins elle présente un degré
d'utilité réelle dans son application à l'homme souffrant; que
n'enseignent-ils, dans ce cas, à la restreindre dans ses applications, que ne battent-ils en brèche, par cet enseignement, les
prétentions importunes et outrecuidantes de ses partisans
exclusifs! Enfin, quelque faible que puisse être l'importance
de cette *loi*, ne fût-elle même qu'une idée plus ou moins
lumineuse, pouvant en faire naître de plus heureuses, il suffit
qu'elle puisse être utile, le cas échéant, pour qu'il leur con-
vienne de l'accepter et de ne pas en déshériter la science
dont ils sont les ministres, en lui refusant les droits et le rang
qu'elle mérite.

(1) *Eléments de philosophie médicale.*

§ XX.

Réflexions sur les avantages que les inventions industrielles
ont sur les vérités purement scientifiques nouvellement découvertes pour
s'implanter dans le monde.
L'homœopathie a subi le sort de celles-ci, bien qu'elle présente les avantages
de celles-là.

Nous ne redoutons pas d'en faire l'aveu : nous avons été réfractaires et réfractaires pendant longtemps à l'homœopathie que nous ne connaissions pas et dont l'existence nous avait été signalée çà et là dans des écrits qui nous éloignaient de son étude. C'est à cause de cela que les plus douloureuses réflexions ayant pris naissance dans notre esprit aussitôt que cette doctrine nous a été connue, nous en parlons aujourd'hui aux médecins et aux gens du monde comme un homme qui a le cœur nàvré, en songeant à la résistance que les sommités médicales opposent à toutes les invitations qui leur sont faites par les apôtres de la grande vérité médicale que cette belle doctrine propage. Comment ne pas s'affliger quand on compare l'empressement que mettent les savants eux-mêmes et les gens du monde à accepter sans répugnance les inventions industrielles, à l'indifférence avec laquelle ont été accueillies en tout temps ces magnifiques conquêtes du génie, qui ouvrent aux sciences la voie du progrès ! On se résigne avec peine à voir dans ce fait une nécessité du développement social. Et cependant, quand on remonte à sa cause, on ne tarde pas à se convaincre qu'il n'est qu'une conséquence de l'état habituel des esprits dans notre organisation sociale. On comprend que si les inventions industrielles ne rencontrent pas d'obstacles pour s'implanter dans le monde, c'est qu'elles portent sur un fait purement expérimental, sur un fait susceptible de frapper les sens des hommes les moins clairvoyants ; c'est que leurs

résultats sont immédiats ; c'est que leurs conséquences touchent
aux intérêts matériels et surexcitent les ambitions ; c'est que
les esprits superficiels, infiniment plus nombreux que les
esprits supérieurs, peuvent en calculer l'importance, peuvent
porter sur elles un jugement que l'expérience suffit pour
casser ou confirmer sans appel, et peuvent même les propager
avec profit quand elles sont bonnes. Mais les grandes vérités
nouvellement découvertes n'ont pas les mêmes avantages ;
elles ne s'adressent qu'à l'entendement des hommes les plus
compétents ; elles ne peuvent être saisies d'emblée que par
les esprits accoutumés aux études scientifiques les plus
sérieuses ; elles ne laissent découvrir que progressivement
leurs plus magnifiques conséquences ; et comme il arrive
toujours qu'elles renversent de fond en comble l'échafaudage
d'une science sur laquelle reposent les intérêts d'une foule de
gens, ceux-ci en sont alarmés et la repoussent toujours par
prudence, parce qu'il leur est difficile de la mettre immédiatement et avec bonheur au service de leur ambition ou de leur
amour propre.

Tel a été jusqu'à ce jour le sort de la grande vérité qui est
venue déranger les combinaisons de l'esprit des plus savants
médecins, en faisant table rase de toutes les erreurs accréditées
depuis vingt-trois siècles dans la science médicale. Bien qu'elle
soit découverte depuis soixante ans, bien qu'elle ait fait sa place
dans le domaine de la connaissance scientifique, en servant de
fondement à une doctrine irréprochable au fond, sinon dans
tous ses détails ; bien qu'elle ait également fait sa place dans
le domaine des faits thérapeutiques et qu'elle ait occupé les
loisirs d'une innombrable quantité d'hommes érudits, qui l'ont
développée dans leurs écrits, il n'est pas moins vrai que les
académies, les sociétés savantes et les professeurs des écoles
de médecine persistent à son égard dans un système d'opposition qui nuit à son développement, et prive les populations
des bienfaits qu'elle est destinée à répandre dans le monde.

Pourquoi faut-il qu'une découverte, qui offre tous les avantages des grandes vérités, n'ait pu s'implanter dans le monde avec l'assentiment unanime de ceux qui peuvent en calculer l'importance et prévoir les destinées qui lui sont réservées?

La découverte de Hahnemann est accessible à toutes les intelligences par le fait expérimental qui la confirme.

Ses conséquences touchent aux intérêts matériels d'une nombreuse classe d'hommes instruits, capables de les comprendre et de les utiliser.

Elle met tous ceux qui l'adoptent à même d'en recueillir les avantages, ou en mesure de rendre immédiatement les plus éclatants services à l'humanité.

Elle est de nature à éveiller l'ambition des savants, dont la noble intelligence ne s'attache qu'aux avantages que la science pure doit retirer de leurs travaux.

Elle peut satisfaire même les grossières inclinations des industriels de la science, au point de vue des profits que peut leur faire moissonner une idée nouvelle.

Et cependant les académies, les sociétés savantes, les écoles de médecine, le corps médical *persistent à son égard dans un système d'opposition qui nuit à son développement, et prive les populations des bienfaits qu'elle est destinée à répandre sur elles.*

Quels peuvent être les motifs de cette opposition? Tant de médecins distingués ont consacré leurs veilles à des travaux qui n'avaient d'autre but que celui de la faire connaître, de la faire valoir, de la propager et d'en étendre les bienfaits, qu'il est permis de s'étonner en voyant les représentants officiels de la médecine persister à ne fixer sur elle leurs regards qu'à travers le prisme de leurs préventions et de leurs préjugés.

Et même, n'est-on pas en droit de montrer son indignation, quand on réfléchit aux tracasseries qui ont été infligées, par des sociétés savantes, à des hommes d'honneur et de mérite qui en avaient compris l'importance? Certains membres du corps médical, au lieu d'élever contre l'homœopathie des objections sérieuses, formulées dans les termes propres à éveiller l'attention des partisans de cette doctrine, affectent un mépris calculé pour la grande vérité qui les presse et qui les pousse jusques dans leurs derniers retranchements, et osent même s'écrier, en délire : *odi profanum vulgus !* A les en croire, les médecins homœopathistes, bien que protégés par un titre scientifique, identique avec le leur et qui doit inspirer la même confiance et le même respect, ne seraient que de misérables imposteurs qui spéculent sur la crédulité, sur la peur ou sur l'impatience des malades !...... Mais pourquoi ces habiles ne tentent-ils pas d'arracher le masque à ces charlatans, en réfutant par des écrits, mûris dans le silence du cabinet et rendus publics, la doctrine mensongère qui emprunte les allures de la science ? N'avons-nous pas le droit d'être frappé de ce silence, interrompu de temps à autre par quelques dénégations stériles et par quelques incriminations vagues et malveillantes ?

§ XXI.

Afin de mettre un terme à la division qui règne parmi les membres du corps médical,
le devoir des académiciens et des professeurs des écoles est de vérifier au plus tôt par l'expérimentation
l'existence des quatre faits généraux sur lesquels reposent les découvertes de Hahnemann.

Il serait temps de mettre un terme à ces incriminations.

Fondés ou non, les disciples de Hahnemann ont la conviction d'être en possession de la vérité.

Leur doctrine ne tend à rien moins qu'à opérer une révolution médicale, et le nombre de ses partisans s'accroît de jour en jour.

Les savants du corps médical ont repoussé cette doctrine sans l'avoir expérimentée et sans la connaître.

Cependant les progrès qu'elle a faits dans le monde doivent

leur faire comprendre qu'il ne suffit pas de se livrer à son
égard à des dénégations sans preuves pour en triompher.

Leur intérêt leur commande de ne pas rester étrangers au
mouvement qui s'opère et à la révolution qui se prépare.

Le public a les yeux fixés sur eux.

Le corps médical leur demande une décision motivée, afin
de fixer ses incertitudes au sujet de cette doctrine qui trouble
les conditions d'existence de la pratique médicale.

Deux voies leur sont ouvertes pour faire jaillir la lumière :

La première est celle de la discussion sur ses principes ;

La seconde est celle de l'expérimentation des faits sur
lesquels elle repose.

La voie de la discussion leur a été tracée par HAHNEMANN
lui-même, d'une manière abstraite et purement rationnelle
dans son *Organon*, et après lui par plusieurs de ses disciples
qui ont développé ses idées chacun selon ses vues.

La voie de l'expérimentation est celle dans laquelle tous les
disciples de Hahnemann ont tenté de les engager. Cette voie est
la plus directe, la plus simple et peut-être aussi la plus sûre.

L'expérience est le plus redoutable écueil des faits con-
trouvés.

M. le professeur Bouillaud l'a compris. Désireux de hâter
le moment où la lumière doit se faire au profit du corps médical, en démontrant, ainsi qu'il s'offre de le faire lui-même,
que *l'homœopathie est un rien, un néant, une honte pour la
médecine*, le consciencieux savant a jeté, le 7 décembre dernier, en pleine Académie, à tous les médecins homœopathistes,
le défi de soutenir contre lui l'épreuve comparative de leur
doctrine. M. le docteur Gastier et M. le docteur Edmond C. de
la Pommerais ont accepté le défi et ont écrit, en conséquence,
à M. le professeur Bouillaud.

Celui-ci leur ayant répondu d'une manière évasive, M. le
docteur Gastier s'est adressé directement à l'Académie.

(Nous insérons à la fin de cet écrit, comme pièces justifica-
tives, les quatre lettres qui témoignent de ce fait.)

L'Académie n'a pas daigné répondre encore à sa lettre, et jusqu'à présent l'audace du provocateur paraît devoir s'éteindre dans le silence de ses confrères. En réfléchissant à ce silence, on est tenté de croire ou que le but de la provocation n'était que d'exploiter au besoin le silence des homœopathistes, si aucun n'avait eu le courage d'y répondre, ou que MM. les académiciens doutent de la justice de leur cause et désespèrent du succès d'une tentative qui consisterait à mettre leurs procédés de guérison en parallèle avec ceux des homœopathistes, dans des services *où les chances de succès et de revers seraient balancés avec équité, au profit comme au détriment des expérimentations rivales.*

Aucun académicien n'ayant réclamé contre l'insertion des paroles de l'un deux dans un journal, l'Académie doit considérer ces paroles et le défi qu'elles portent aux partisans de l'homœopathie comme son fait propre, comme l'expression de ses sentiments et de ses vœux.

Rien n'est donc plus urgent et plus important tout à la fois, pour juger de la valeur de cette doctrine qui les blesse par ses prétentions importunes, que de vérifier au plus tôt si l'expérience établit d'une manière incontestable les quatre faits suivants :

1° Le fait de l'existence des *virtualités* ou *forces* qui résident dans les substances médicamenteuses ;

2° Le fait de l'exaltation presque indéfinie que peuvent recevoir ces *virtualités* ou *forces* par la trituration et la dilution des substances en qui elles résident ;

3° Le fait de la propriété qu'ont ces *virtualités* ou *forces* de développer dans l'organisme humain, à l'état sain, des phénomènes analogues aux symptômes des maladies naturelles ;

4° Le fait de la propriété dont ces *virtualités* ou *forces* se trouvent douées pour faire disparaître, sans trouble et sans danger pour le sujet, les symptômes de maladie naturelle analogues à ceux qu'elles ont la faculté de provoquer dans l'organisme sain.

Si l'expérimentation confirme l'existence de ces quatre faits, ils en concluront que la doctrine, qui élève des prétentions dont l'outrecuidance les révolte, ne repose pas, comme les systèmes et les théories qui encombrent le domaine de leur thérapeutique, sur des faits interprétés pour les besoins d'une idée préconçue, mais sur des faits généraux, n'ayant entre eux d'autre rapport que celui qui résulte de leur dépendance d'un fait primitif auquel il se rattachent, et d'une loi qui en gouverne les conséquences. Ils les rapporteront à ce fait primitif ; ils en saisiront les rapports ; ils rassembleront ces rapports et en découvriront l'ordre et la liaison ; ils les combineront et puiseront dans ces combinaisons les règles avec le secours desquelles ils parviendront à rattacher ces faits généraux et ces rapports aux faits individuels de leur pratique médicale. En procédant de la sorte, ils réussiront à fonder une doctrine thérapeutique, qui aura son point de départ invariable, ses principes fondamentaux et ses corollaires.

Rien n'est donc plus urgent pour eux que de vérifier si ces quatre faits répondent réellement, uniformément, partout et toujours, à l'expérience qui les provoque, qui les interroge, qui les appelle en témoignage de la vérité et en confirmation d'une loi thérapeutique qui les domine, qui les embrasse et qui les explique.

Ces faits seuls, scientifiquement interrogés, compris et appréciés, peuvent détruire leurs préventions, surmonter leurs répugnances et vaincre leur incrédulité. A leur véracité, à leur connexité et à leur dépendance d'un principe supérieur se trouvent liés l'avenir et le progrès de la médecine, les succès de la pratique médicale, et, par conséquent, les intérêts les plus chers de l'humanité.

En refusant de se livrer à cette vérification scientifique, les académiciens et les professeurs des écoles ne persuadent-ils pas aux gens du monde, et ne nous autorisent-ils pas à dire que c'est la haine de la vérité, bien plus que la peur des innovations, qui les inspire ?

§ XXII.

Le but de cet écrit. — Nos vœux et nos espérances.

Le but de cet écrit est de prouver aux savants du corps médical que les découvertes de Hahnemann ne sont pas indignes d'éveiller leur sollicitude, et de faire comprendre aux gens du monde que l'homœopathie, qui n'a rencontré jusqu'à ce jour que des adversaires impuissants, réunit au plus haut degré toutes les conditions d'une doctrine médicale propre à soustraire les médecins aux désolantes incertitudes dans lesquelles les jettent toutes les doctrines contradictoires qu'ils interrogent alternativement au lit du malade, pour leur demander des services que celles-ci leur refusent toujours quand les forces médicatrices de l'organisme ne viennent pas, à leur insçu, au secours du patient. Nous voudrions convaincre ceux-ci que cette doctrine, qu'ils repoussent sans l'avoir étudiée et sans la connaître, n'est que le couronnement de la doctrine tradition-nelle d'Hippocrate sur la constitution de l'homme et sur les fonctions de la vie, doctrine dite du naturisme, parce qu'elle enseigne qu'il est absurde de prétendre guérir un malade malgré les lois de la nature. Nous voudrions les persuader que la grande découverte de Hahnemann est précisément la découverte de ces lois, en ce qui touche la guérison des maladies, et qu'il est urgent pour eux de s'occuper à en saisir l'esprit et à en calculer les conséquences, afin d'y puiser les ressources dont ils sont privés pour effectuer la guérison des maladies. Nous voudrions les persuader enfin que la méthode curative, qui est la conséquence de ces découvertes, étant plus prompte, plus sûre et plus douce que celle à laquelle ils accordent la préférence, ils trouveront dans son adoption des avantages assez précieux, au point de vue des services qu'ils sont appelés à rendre aux malades, pour les défrayer des préoccupations et des soucis que ne peut manquer de faire naître dans leur esprit l'étude de cette méthode curative.

Nous voudrions surtout que messieurs les académiciens et messieurs les professeurs des écoles cherchassent enfin à s'assurer par l'expérience que les faits généraux sur lesquels reposent ces découvertes sont vrais, et à se convaincre, par l'étude et la méditation, que ces découvertes suffisent pour permettre à la médecine de s'élever au rang des sciences les mieux constituées en principe, en fixant avec le secours d'un fait primitif les rapports qui effectuent la liaison et la solidarité de tous les faits médico-biologiques.

Dans notre pensée, Hahnemann fut un homme d'un immense génie, qui dépassa de toute la tête ceux qui l'avaient précédé, pendant une période de plus de vingt siècles, parce qu'il a été le premier qui ait compris dans toute sa teneur, et qui ait exécuté le testament d'Hippocrate, de manière à satisfaire à toutes les nécessités de la science médicale. Nous ne voudrions pas que la postérité pût dire que c'est pour ce motif que les savants de nos jours ont été injustes envers ses écrits et inexorables pour sa mémoire. C'est pourquoi nous voudrions que ces savants se montrassent sans passions et sans préjugés contre sa doctrine, et qu'ils ne laissassent pas descendre aux misérables proportions d'une question de police correctionnelle ou de boutique la question la plus élevée qui puisse être agitée dans le domaine de la science qu'ils propagent ou qu'ils enseignent. Nous voudrions que le désir de se soustraire à des études, qui ne sont pas sans difficultés, ne leur fît plus accepter comme une décision irrévocable quelques paroles sans valeur scientifique, dictées à un corps savant par un sentiment de surprise et d'incrédulité qu'a excité parmi tous ses membres une découverte inattendue. Nous voudrions qu'ils interrogeassent, dans les conditions de la science, *cet inconnu* que l'homœopathie leur présente sous le nom de *force active du médicament,* sans lequel elle est impuissante pour justifier ses principes et réaliser ses promesses. Nous voudrions qu'ils cherchassent à s'assurer si *cet inconnu* n'est qu'une *illusion,* un *artifice,* un pur concept, à l'aide duquel l'esprit de certains novateurs établit des rapports imaginaires entre la vie, la maladie et le remède, ou si, par hasard, il est une de ces créations, jusqu'à ce jour oubliées ou méconnues par le génie de l'homme, et que le génie de Hahnemann a mise en lumière et rendue féconde en résultats précieux. Nous voudrions enfin que ces savants, en s'éclairant de toutes les lumières dont une nature heureuse et le travail les ont doués, pénétrassent au cœur de cette question importante qui intéresse au plus haut degré l'avenir de la thérapeutique, et nous osons presque dire l'avenir du monde, savoir : si le principe de la *loi des semblables* est bien celui qui préside à la guérison des maladies *par les remèdes,* et s'il faut le suivre pour arriver scientifiquement à cette guérison. Mais nous ne voudrions pas qu'ils prononçassent que cette *loi* n'est qu'une hypothèse sans valeur, avant d'en avoir appelé aux décisions de l'expérience et aux révélations de la logique.

Chez toutes les nations se trouvent aujourd'hui des hommes de mérite qui regardent cette *loi* comme la grande vérité qui doit être le signal de la régénération médicale, si ardemment désirée par les savants des siècles passés et si impatiemment attendue par ceux de nos jours. Cette vérité n'appartient à aucune nation du globe en particulier : elle est le patrimoine de l'humanité tout entière ; mais c'est aux médecins français que Hahnemann, en venant mourir au milieu d'eux, a confié la mission et a réservé la gloire de la faire briller de tout son éclat, et de la faire accepter par tous les savants du monde,

PIÈCES JUSTIFICATIVES

RELATIVES AU DÉFI

QUE M. LE PROFESSEUR BOUILLAUD A PORTÉ EN PLEINE ACADÉMIE

A TOUS LES HOMOEOPATHISTES

ET A L'ACCEPTATION DE CE DÉFI PAR MM. LES DOCTEURS GASTIER

ET EDMOND C. DE LA POMMERAIS.

(Extrait du journal *le Courrier médical*, du 8 janvier 1859.)

A propos de la discussion sur le tubage du larynx et la trachétomie, M. le professeur Bouillaud, dans un discours qu'il prononça dans la séance de l'Académie de médecine, du 7 décembre dernier, fit une sortie contre l'homœopathie et jeta un défi à tous les médecins homœopathes de soutenir contre lui l'épreuve comparative de leur doctrine avec la sienne.

Après la lecture du compte rendu de cette séance, le docteur Gastier, l'un des plus âgés et le plus ancien des médecins homœopathes de France, et le docteur Edmond C. de la Pommerais, médecin plein d'ardeur, de conviction et de talent, ont accepté ce défi et écrit en conséquence à M. le docteur Bouillaud.

Celui-ci, dans sa réponse au docteur Gastier, tout en maintenant sa proposition, déclare l'impuissance dans laquelle il se trouve de la réaliser, et engage ce docteur à s'adresser directement à l'Académie, ce qu'il a fait par une lettre du 28 décembre dernier, demeurée jusqu'ici sans réponse.

Dans cet état des choses, MM. les docteurs Gastier et C. de la Pommerais nous prient de publier les diverses lettres dont nous venons de parler.

Neutres dans la question, et sans nous déclarer partisans ni ennemis de l'homœopathie, nous avons cru devoir ouvrir nos colonnes aux deux champions d'Hahnemann, prêts à entrer en lice, afin de provoquer, s'il est possible, une épreuve désirée de part et d'autre ; car ce serait, il nous semble, le moyen d'en finir une bonne fois, et de savoir s'il y a, dans le système homœopathique, *quelque chose* ou *rien*.

Paris, le 23 décembre 1858.

Monsieur et très-honoré confrère,

Je lis dans le compte rendu d'une séance de l'Académie de médecine, u
7 décembre 1858, dans le journal *la France médicale et pharmaceutique*, n° 50,
du 11 décembre 1858, article discussion, ces paroles d'un discours prononcé
par vous dans cette séance : « La doctrine homœopathique, bien qu'elle ne soit
» composée que de rêves, qu'elle s'occupe à traiter des maladies qu'elle ne connaît
» pas ; bien qu'elle repose sur une double absurdité, le principe des semblables et
» celui des doses infinitésimales, cette doctrine a su acquérir une importance
» usurpée, contre laquelle il est urgent de protester. » Pour juger de l'inanité
de ce système, M. Bouillaud voudrait que des expériences comparatives fussent
faites, avec la plus grande publicité possible, par des médecins homœopathes et
des médecins de l'une des écoles classiques sur des maladies dont les cas seraient
bien nettement caractérisés, et sous la surveillance d'un tribunal compétent et
impartial ; et s'il se trouvait un homœopathe *assez hardi* pour accepter cette
épreuve, je me chargerais, a dit M. Bouillaud, à défaut de tout autre, de démontrer
en un jour que l'homœopathie est un rien, un néant, un déshonneur pour la
médecine. — Voilà, Monsieur, des paroles qui, en en retranchant l'outrecuidance
qu'on pourrait leur reprocher, d'une part, et d'autre part le manque absolu de
réserve et de convenance qui accuse la passion qui a pu les inspirer, constituent
un appel franc et généreux à la solution d'une question de la plus haute importance. Pour mon compte, il satisfait au souhait le plus ardent que j'aie jamais
formé sur ce sujet, et je regrette vivement que mon changement de domicile
ait retardé pour moi la lecture du journal qui le contenait. Oui, Monsieur, il y a
bien longtemps qu'un tel appel aurait dû se faire entendre à la tribune de
l'Académie de médecine : les cinq médecins dont se composait, en France, il y
a vingt-huit ans, toute l'école médicale homœopathique n'auraient pas vu, si la
pensée qui vous inspire est vraie, s'élever leur nombre au chiffre étonnant où
l'a porté de nos jours la confiance publique ; — mais aussi, dans le cas contraire,
ce nombre se fût-il élevé bien plus haut encore, et peut-être est-ce là le motif
qui a retenu votre école jusqu'à cette heure. Quoi qu'il en soit, vous venez, je
le répète, de faire un appel plein de loyauté, dont il ne m'appartient ni ne me
convient de suspecter la sincérité ; et vous l'avez fait avec cette spontanéité hardie
qui sied bien à la position élevée que vous occupez dans le monde médical...
Moi, Monsieur, dans l'humble condition de la mienne, je suis cependant ce *hardi*
qui vient répondre à votre appel ; et, comme vous, à défaut de tout autre confrère,
j'accepte le défi que vous présentez à notre école. Vous êtes dans la force de
l'âge et dans toute la puissance du génie ; moi, je suis dès longtemps arrivé au
déclin de tous ces avantages ; c'est vous dire que, pour relever un gant si fièrement

jeté par un athlète tel que vous, il faut que je sois bien confiant dans l'excellence de ma doctrine, et bien assuré de trouver en elle un appui qu'il n'est point en moi de lui donner. Or, pour expliquer ma témérité et prévenir, au besoin, le dédain que vous pourriez concevoir pour un tel adversaire, permettez-moi d'entrer ici dans quelques explications. Il y aura bientôt un demi-siècle (comme il résulte d'un ouvrage que je publiai, au terme de mes premières études médicales, *sur la nature des maladies et le mode d'action des médicaments*) que j'instituai synthétiquement la thérapeutique sur les bases même où, à mon sens, repose la doctrine homœopathique dont S. Hahnemann a fait à la science et à l'humanité le présent inestimable. Aussi, lorsqu'en 1830, les traductions des écrits de ce prodigieux génie eurent introduit en France la connaissance de sa doctrine, ai-je dû, l'un des premiers, l'accueillir, m'appliquer à son étude, en faire la règle de ma pratique médicale. Dès lors, plus fermement appuyé sur un principe qui avait constamment été le mien, je m'abandonnai sans réserve aux enseignements de cette doctrine, objet de votre répulsion aujourd'hui, mais à laquelle, j'en ai le pressentiment, je vous verrai un jour enchaîné vous-même, s'il m'est accordé de vivre encore la moitié du temps qui sépare mon âge du vôtre. J'étais alors médecin de l'hôpital de Thoissey ; j'y ai fait, pendant dix-huit ans, l'application exclusive de cette doctrine. Durant cet espace de temps, le chef de l'administration du département s'est plusieurs fois transporté à l'hôpital pour s'enquérir des résultats de ma pratique, et, lorsqu'en 1849 j'ai été appelé à Paris · pour une autre mission, l'administration de l'hôpital avait déjà donné depuis plus d'une année la sanction la plus honorable à mon service, en constatant la supériorité de ses résultats, comparés à ceux des divers services antérieurs au mien, sous tous les rapports : mortalité relative moindre ; admissions de malades beaucoup plus nombreuses ; économie considérable à la pharmacie, et très-grande simplification du service en général.

Vous voyez par là, Monsieur et honoré confrère, qu'étant l'un des plus vieux et le plus ancien praticien de l'école homœopathique, en France, c'est moi qui ai dû ressentir le plus vivement l'injure du reproche que vous nous adressez à tous, en disant de l'homœopathie qu'elle est *un rien, un néant*, et que vous signalez comme le *déshonneur* de la médecine cette doctrine que nous croyons, nous, en être la vérité et le progrès ; et qu'ainsi c'est à moi qu'il incombait d'accepter le défi que vous adressez à notre école. — Je l'accepte donc, Monsieur ; non-seulement je l'accepte, mais je vous adjure de réaliser l'épreuve solennelle à laquelle vous nous appelez. Votre haute position dans l'Université vous rendra cette réalisation facile ; d'ailleurs l'Académie, qui a permis vos paroles, qui les a entendues et qui peut-être y a applaudi, solidaire de l'engagement que vous avez pris devant elle, doit vous fournir son puissant concours.

Indépendamment des avantages que je me promets de cette épreuve, faite dans toutes les conditions d'égalité et de justice que vous-même avez tracées dans votre discours à l'Académie, je serai heureux de voir à l'œuvre, de son côté, l'instaurateur des saignées coup sur coup, étant le seul, je crois, de notre école qui en ait reconnu la valeur en principe, et indiqué le véritable mode d'action dans des mémoires spéciaux publiés en 1855 dans nos journaux, où vous auriez pu les lire, si, comme nous faisons des vôtres, vous daigniez y jeter quelquefois les yeux.

Votre appel m'est garant de votre bonne foi ; il est pour moi comme un serment : je l'accepte ; vous le tiendrez, j'y compte. J'y compte, parce que, placé comme vous l'êtes entre l'honneur d'une initiative généreuse et la honte d'un recul possible, je ne puis vous faire l'injure de cette dernière supposition. Me trouvant, dans ce moment-ci même, sur le point d'un départ de Paris pour un motif exactement semblable à celui qui m'y retiendra si votre réponse est telle que je la souhaite, j'ai besoin qu'elle soit nette, explicite et prompte ; et, eu égard au motif qui me fait vous la demander telle, vous voudrez bien, je l'espère, excuser cette forme pressante de ma lettre.

Agréez, Monsieur et très-honoré confrère, l'assurance de ma haute estime et de ma considération la plus distinguée.

A. F. GASTIER, *D. M. H.*

22, rue de Luxembourg-Saint-Honoré.

Paris, 21 décembre 1858.

Monsieur et très-honoré confrère,

Le vœu que vous avez exprimé, dans la séance académique du 7 décembre 1858, dans des termes, il est vrai, un peu chaleureux, a fait naître en moi le désir d'y répondre.

Il y a six ans, à pareille époque, assistant à la clinique d'un de vos collègues, M. Piorry, et entendant cet honorable professeur critiquer d'une manière acerbe l'homœopathie, jeter le blâme sur une doctrine qui déjà avait toutes mes sympathies, je me permis de lui écrire, en le priant de convier les homœopathes à un tournoi scientifique, de les mettre en demeure de développer leur doctrine, en un mot de leur donner les moyens nécessaires, ce qu'ils demandent à grands cris, non-seulement d'enseigner, mais encore de pratiquer dans un hôpital, en présence des professeurs de la Faculté, voire même de l'Académie tout entière, persuadé que mes confrères se seraient empressés d'entrer en lice.

Depuis longtemps donc, j'attendais cet appel que vous venez de faire aux admirateurs d'Hahnemann ; de tout cœur j'y souscris, heureux surtout de m'enrôler sous la bannière de mon savant et vénérable maître, le docteur Gastier.

Veuillez agréer, Monsieur et très-honoré confrère, l'assurance de ma haute considération et de mon respect.

EDMOND C. DE LA POMMERAIS, *D. M. P.*

22, rue de Luxembourg-Saint-Honoré.

———

Paris, 23 décembre 1858.

Monsieur et ancien confrère en allopathie (1).

Je suis parfaitement prêt, en tout ce qui dépend de moi, à soutenir la lutte que j'ai proposée, aussi publiquement que possible, vous en conviendrez. Mais l'organisation du tribunal compétent ne dépend pas de moi. Si j'étais ministre (ce dont Dieu me préserve), ce tribunal fonctionnerait immédiatement. Il faut, Monsieur, que vous soyez peu au courant de ce qui concerne les *pouvoirs dirigeants en matière d'enseignement et d'exercice de la médecine*, pour ignorer que, de ce côté, nul n'a une si chétive position que moi. J'ai eu et j'ai encore, par là, plus à lutter que *vous-même*. Je ne puis donc compter sur rien en ce qui concerne l'organisation d'un tribunal *officiel*. Quoi ! vous vous adressez à moi, homme *isolé* (*væ soli*), pour obtenir ce que j'ai demandé d'une manière si éclatante, au lieu de l'obtenir vous-mêmes ! vous-mêmes si puissants, si nombreux, comme vous me l'écrivez ! En attendant, venez à ma clinique, et nous conférerons ensemble sur les voies et moyens.

Votre bien dévoué,

Dr BOUILLAUD.

P. S. C'est bien à tort que vous m'accusez de passion, d'outrecuidance et d'inconvenance etc. Je n'ai de passion que pour la justice et la vérité, et je ne suis pas même offensé de vos dures paroles.

———

A Monsieur le Président de l'Académie de médecine.

Monsieur le Président,

Dans un discours prononcé au sein de l'Académie, dans sa séance du 7 décembre courant, M. le docteur Bouillaud a fait contre la doctrine homœopathique une sortie un peu vive, à laquelle même on pourrait reprocher de la violence, si

(1) Vous auriez dû écrire à l'Académie.

cette partie de son discours, dominée et protégée par la haute moralité qui en fait le fond, n'en excusait suffisamment ce vice purement de forme. — Nous qui, cependant, professons dès longtemps pour la doctrine attaquée par cet honorable académicien une conviction que nous croyons pleinement justifiée, nous avons, par une lettre au docteur Bouillaud, répondu à son appel, l'adjurant de réaliser le plus tôt possible l'épreuve si chaleureusement réclamée par lui, et que nous acceptons avec bonheur, afin de mettre le terme le plus prompt à ce trafic honteux, scandaleux, dont la pratique de notre art est depuis trop longtemps l'objet, et d'en finir une bonne fois, non en un jour cependant, comme l'a dit M. Bouillaud, avec ces jongleurs et ces charlatans qui l'exploitent et le *déshonorent*. M. Bouillaud, dans sa réponse à notre lettre, se déclare sans aucun pouvoir pour cela· Il n'a, me dit-il, auprès des autorités compétentes, ni crédit ni influence quelconque dont il puisse disposer à ces fins, et il m'invite en conséquence à m'adresser à l'Académie elle-même. En effet, en permettant son attaque, cette assemblée a nécessairement accepté sa grande part de solidarité dans l'engagement pris par lui devant elle ; et seule elle est toute-puissante pour la réalisation de l'épreuve qu'il a demandée et qu'il est prêt à soutenir, comme nous le sommes nous-mêmes. Je viens donc, Monsieur le Président, vous prier, au nom de la justice et dans le double intérêt de la science et de l'humanité, d'appeler sur ce sujet de ma lettre la plus sérieuse attention de l'Académie, et de solliciter de l'administration compétente que la doctrine médicale homœopathique que nous professons soit soumise à l'épreuve demandée, comparativement avec toute autre doctrine médicale, quels que soient, d'ailleurs, le médecin ou les médecins chargés d'en diriger l'application clinique ; cela nous est tout un, car, à l'égard de l'erreur, nonobstant la diversité de ses formes, on peut dire qu'elle est *une* au fond, comme on le dit de la vérité. En s'associant ainsi à l'initiative généreuse de l'un de ses honorables membres, votre compagnie, quel que soit le résultat de l'épreuve, aura, dans cette question la plus vaste et du plus haut intérêt scientifique et humanitaire, satisfait à la condition de son existence, essentiellement vouée à la recherche de la vérité. — Que si, par un scrupule qu'on peut prévoir, l'Académie était arrêtée par la crainte de compromettre la vie des malades qui, dans ces épreuves, échoiraient à la doctrine homœopathique, nous pourrions, pour les rassurer à cet égard, leur communiquer les résultats publiés de notre pratique pendant dix-huit ans, dans l'hôpital de **Thoissey**. Du reste, le nom ainsi que la pratique de l'homœopathie sont aujourd'hui assez généralement répandus pour que, selon toute justice (et ce sera pour nous une condition de l'épreuve), il ne soit fait d'application de cette doctrine qu'aux seuls malades qui en auront exprimé la volonté ou le désir exprès.

Agréez, Monsieur le Président, l'assurance de ma haute considération et de mon respect,

A. F. Gastier, *D. M. H.*

FIN.

TABLE DES MATIÈRES.

FIN DE LA TABLE.

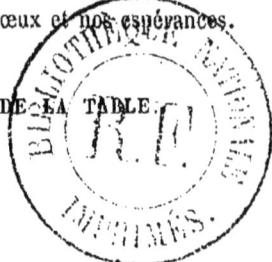

Carpentras. Impr. Devillario.

A Paris, chez G. BAILLIÈRE, éditeur, rue de l'Ecole de Médecine, 17.

A Montpellier, chez PATRAS, libraire, Grande rue.

A Aix (Bouches-du-Rhône), chez l'auteur, rue Peyrese, 4.

ÉLÉMENTS
DE PHILOSOPHIE MÉDICALE

ou

THÉORIE FONDAMENTALE
DE LA SCIENCE DES FAITS MÉDICO-BIOLOGIQUES

PAR G. F. C. ARRÉAT

Un volume in-8° de 656 pages. — Prix : **7** fr. **50**.

PROSPECTUS ANALYTIQUE DE L'OUVRAGE.

La pensée de ce livre est d'ouvrir la discussion sur les principes qui doivent servir à élever une doctrine médicale, générale et fondamentale.

Les prolégomènes font comprendre au lecteur que nous n'avons nullement le projet de considérer la médecine au point de vue de son utilité pratique, mais que nous nous proposons d'étudier les conditions que remplit sa constitution scientifique, en les comparant à celles que remplissent les autres sciences, et d'en soumettre les principes aux principes généraux de la connaissance, sans sortir du domaine de la science pure.

Nous cherchons à prouver que la médecine n'a jamais existé avec les caractères d'une vraie science ; — que le principe qui la fait être est encore inconnu, ou qu'il a été toujours mal compris et mal étudié ; — que les idées générales sur lesquelles elle a été élevée n'ont jamais été définies, ou qu'elles l'ont été sans qu'on ait réussi à en faire comprendre la nature, le fond, le principe, — et qu'il est urgent de fixer ce principe et de définir ces idées.

Nous avons établi en faits :

1° Qu'on ne peut élever l'édifice d'une science quelconque sans l'élever sur un principe, c'est-à-dire, sans avoir l'intelligence d'un fait fondamental, qui sert de point de départ à cette science et qui en fixe les limites ;

2° Que dans la science des faits médico-biologiques, comme dans les autres sciences, on ne peut associer les faits généraux et individuels, les expliquer et en tirer les conséquences vraies avec des hypothèses plus ou moins ingénieuses, et sans le secours d'un fait plus général, ou d'un principe puisé dans la nature même de ces faits ;

3° Que ce n'est qu'autant que ce fait plus général est celui qui les contient tous, sans exception d'un seul, ou que ce principe est celui qui fait être ces faits — qui en donne l'intelligence, et l'intelligence de leurs rapports — et qui les explique dans une certaine mesure, — qu'on doit l'accepter et chercher à s'entendre avec ses contradicteurs sur sa valeur et sur son importance, afin de pouvoir s'accorder ultérieurement avec eux sur les conséquences qu'on doit en tirer.

Ensuite, nous nous appliquons à démontrer que le principe de tous les faits médico-biologiques, le principe qui fait être ces faits, — qui ne fait être que ceux-là, — qui les fait être tous sans exception d'un seul, — et qui les explique tous d'une manière générale, est le PRINCIPE VITAL.

Pour mettre à l'abri de toute objection sérieuse *la réalité objective* de ce principe, nous ne demandons à ceux qui le nient qu'une seule chose : LE SENTIMENT DE LA CAUSE que réveillent en eux LES MOUVEMENTS qui manifestent la VIE dans les végétaux, dans les animaux et dans l'homme. *Les principe se sentent et ne se démontrent pas*, répétons-nous avec Pascal. Si nos contradicteurs nient *ce sentiment*, ils croient à *des effets sans cause* ; ils ne croient pas à l'évidence ; ils nient le fondement de la raison, et il est inutile de raisonner avec eux. Tous les phénomènes vitaux sont des mouvements : il n'y a pas de mouvements sans une force qui les procure et qui en est le principe. Quel autre nom peut-on donner au principe des mouvements vitaux, autre que celui de *principe vital* ? Ce principe peut-il être d'une autre nature que de nature dynamique ?

Après avoir *étayé de forts et de contreforts*, comme on l'a dit, *la réalité objective* de ce principe, nous en formulons les LOIS, et nous prouvons que la formule de ce principe et de ces lois est celle qui ramène à l'UNITÉ tous les faits médico-biologiques connus et possibles, celle dont on doit se servir pour donner à la médecine une constitution scientifique qu'elle n'a pas.

Nous abordons ensuite les problèmes les plus élevés que puisse soulever la question de donner à la médecine une constitution rigoureusement scientifique.

Nous rapportons tous les faits médico-biologiques aux idées de vie, d'organisme, de santé, de maladie, de médicament et de remède, d'accord en cela avec tous les écrivains qui, depuis Hippocrate jusqu'à nos jours, ont travaillé au développement de la médecine, en élevant sur ces idées des conceptions auxquelles ils ont donné les noms de physiologie, anatomie, hygiène, pathologie, matière médicale et thérapeutique, — et nous démontrons que l'IDÉE du *principe vital* est le principe de ces IDÉES.

Nous définissons la nature de ces *idées*, en les ramenant à l'*idée* de ce principe, et, en suivant le mouvement d'idées que l'idée de ce principe imprime aux faits qui le contiennent, nous parvenons à lier, à nuancer et à solidariser ces idées et ces faits par une série de rapports intelligibles, avec lesquels nous composons une synthèse, que nous livrons aux discussions de tous les partisans et aux contradictions de tous les adversaires des doc rines vitalistes.

Dans cette synthèse nous expliquons, les unes par les autres, les doctrines physiologiques de l'école hippocratique et les doctrines thérapeutiques de l'école hahnemannienne, et, des principes sur lesquels ces deux doctrines sont fondées, nous faisons découler ceux qui sont propres à élever une organogénésie, une hygiène et une pathologie vraiment rationnelles, ayant leur point de départ et leur terme dans une doctrine générale unitaire.

On serait dans l'erreur si l'on s'imaginait que notre livre a été conçu dans l'intérêt d'une doctrine quelconque ; nous y résumons, au contraire, toutes les doctrines médicales antérieures, en leur empruntant tout ce que nous y avons trouvé de vrai, de bon et de compatible en même temps avec le *principe et les lois du principe* qui fait être les faits médico-biologiques. Nous complétons, pour ainsi dire, toutes ces doctrines en les humiliant toutes devant les vrais principes de la science et devant les lois fondamentales des faits médico-biologiques, et en les obligeant de venir s'incliner sous le joug de ces lois et de ces principes. Cependant nous n'avons pu dissimuler la préférence que nous accordons aux doctrines physiologiques de l'école hippocratique et à la méthode curative des disciples de Hahnemann.

Jusqu'à présent le mouvement des idées que les partisans de la doctrine homœopathique avaient cherché à faire prévaloir, ne s'était opéré que sous l'empire des préoccupations de la pratique médicale. Le maître avait dit et les disciples avaient répété : *Nous avons assez de ces savantes réveries que l'on appelle médecine théorique, et pour laquelle on a même institué des chaires spéciales* (Organon, page 1).... *Quand un fait est positif, peu importe la théorie scientifique de la manière dont elle a lieu. J'attache peu de prix aux explications que l'on pourrait en donner.* Le maître et les disciples étaient donc mal disposés pour aborder avec leurs adversaires les hautes questions de théorie auxquelles ils rattachaient

leurs idées. Les académiciens avaient frappé ces idées de réprobation ;
il fallait les leur présenter sous un nouveau point de vue, en leur prêtant
l'appui de la méthode scientifique, pour les leur faire accepter. — Sans en
marquer l'origine dans les principes qui éclairent indistinctement d'une
vive lumière toutes les branches dont la science médicale se compose, ces
idées étaient peut-être condamnées à ne jamais franchir le seuil de l'école
hahnemannienne. C'est ce qui nous a décidé à chercher dans un principe
supérieur, malgré la répugnance du maître, le principe de ces idées. Après
l'avoir trouvé, c'est en demandant compte à la médecine de l'IDÉE, qui
jouit du privilége d'en ramener toutes les parties à l'UNITÉ, que nous sommes arrivé, de conséquence en conséquence et par une méthode logique
que nous croyons irréprochable, à présenter le PRINCIPE du *rapport* (loi
des semblables) sur lequel est fondée la méthode curative de Hahnemann,
comme étant celui sur lequel doit être élevée la médecine tout entière, —
et cette méthode curative elle-même, comme étant celle qui doit servir de
couronnement à l'édifice inachevé de la doctrine hippocratique, et de fondement solide à une thérapeutique rationnelle et vraiment efficace.

Nous croyons avoir formulé dans ce livre les principes les plus compréhensifs sur lesquels se trouve fondée la doctrine vitaliste de l'école de
Montpellier, et les avoir disposés dans un ordre qui en fait comprendre
la solidarité, en les rapprochant et en les condensant, de manière à en
faire embrasser l'ensemble sans trop de difficulté. Avons-nous montré ces
principes dans toute leur force et dans toute leur simplicité, de manière
à mettre leurs partisans à même d'engager la discussion sur les conséquences que nous en tirons et leurs adversaires dans la nécessité de les
accepter ? c'est ce que l'avenir seul pourra nous apprendre.

Quoi qu'il advienne, nous ne redoutons pas que nos adversaires mettent
en parallèle les principes sur lesquels nous avons élevé notre conception
et ceux des doctrines qu'ils ont adoptées, mais nous voudrions surtout
qu'ils fissent subir à notre œuvre le contrôle des méthodes scientifiques
les plus exigeantes, en la jugeant au point de vue de la création, d'une
physiologie fondamentale, synthétique.

N. B. Les *Éléments de philosophie médicale* seront expédiés, *franco*, à tous les médecins qui en feront la demande à l'auteur, rue Peyresc, n° 4, à Aix (Bouches-du-Rhône),
en faisant accompagner leur demande d'un bon de 7 fr. 50 c. sur la poste.

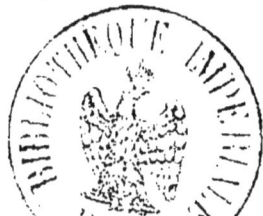

Carpentras. Impr. Devillario.

ÉLÉMENTS

DE PHILOSOPHIE MÉDICALE

ou

THÉORIE FONDAMENTALE

DE LA SCIENCE DES FAITS MÉDICO-BIOLOGIQUES

PAR LE MÊME AUTEUR

Un vol. in-8º de 656 pages. Prix : 7 fr. 50 c.

Sous ce titre, l'auteur a essayé de remplir le cadre d'une physiologie générale, d'une physiologie dans laquelle tous les faits médico-biologiques généraux sont présentés, analysés, coordonnés, solidarisés et expliqués à l'aide du principe de la physiologie proprement dite, et sans le secours des hypothèses qui ont opposé jusqu'à ce jour des obstacles insurmontables à la constitution scientifique de la médecine et à l'édification d'une doctrine médicale fondamentale.

Jusqu'à quel point sa conception remplit-elle le but d'une conception scientifique unitaire et les conditions d'une doctrine médicale générale à laquelle doivent aboutir toutes les études, et à laquelle puissent être rapportées toutes les opérations pratiques du médecin ? Telle est la question que son livre adresse à tous les membres du corps médical.

www.ingramcontent.com/pod-product-compliance
Lightning Source LLC
Chambersburg PA
CBHW071106210326
41519CB00020B/6183